AF824965

Lasse Wennerschou

Was ist Heil-Eurythmie?

Lasse Wennerschou

Was ist Heil-Eurythmie?

Sieben Briefe an interessiert Fragende

Verlag am Goetheanum

Fünfte, erweiterte Auflage 2010

Der Verlag am Goetheanum im Internet: www.VamG.ch

Einbandgestaltung von Gabriela de Carvalho unter Verwendung eines Motivs von Lasse Wennerschou

Satz: Höpcke, Hamburg
Druck und Bindung: Freiburger Graphische Betriebe

ISBN 978-3-7235-1370-5

Inhalt

Vorwort zur fünften, erweiterten Auflage

Angeregt durch die Frage «Was ist Heil-Eurythmie?» entstanden 1992 die drei letzten Briefe dieses Bandes. Die Fragesteller waren Menschen, die die Heil-Eurythmie durch eigenes Tun bereits kannten. Die ersten vier Briefe dieses Bandes entstanden durch Fragen, die Menschen gestellt hatten, die der Heil-Eurythmie durch eigenes Üben noch nicht begegnet waren. Diese wurden in der zweiten Auflage 1995 den drei ersten Briefen vorangestellt.

Dass die Frage auch heute noch gestellt wird, entspricht der Heil-Eurythmie. Einen Keim hat Rudolf Steiner 1921 den Ärzten und Eurythmisten gegeben, einen Keim, der sich weiterentwickelt hat und noch weiter wächst. Die Gesetze zu entdecken, die dem Keim innewohnen, war, ist und bleibt Aufgabe der Ärzte und Heil-Eurythmisten, die ihm geneigt sind. Angeregt in ihrem Weiter-Entdecken werden sie durch interessiert Fragende.

Den sieben Briefen folgen mit dieser Auflage die «Aphoristischen Ausblicke», Ausblicke auf die musikalische Heil-Eurythmie, die der sprachlichen Heil-Eurythmie notwendige Impulse gibt, und auf die Aufgaben, die unser Zeitalter an uns Heil-Eurythmisten stellt. Die Ausbildungen sehen sich heute vor die Entscheidung gestellt, sich anderen Ausbildungen für medizinische Berufe anzugleichen, und die Macht der Krankenkassen wirkt immer merkbarer auf die zwischenmenschlichen Beziehungen ein. Das jahrzehntelange Arbeiten gewissermaßen in der Stille ändert sich momentan, mehr oder weniger bewusst gewollt.

In dieser Situation sind Heil-Eurythmisten und Ärzte, die mit der Heil-Eurythmie verbunden sind, aufgefordert, nicht nur das Überlieferte pflegend zu bewahren, sondern das Gegebene so zu fördern, dass es aus eigener Kraft bestehen kann auch im Kreis der vielen Therapien, die in den letzten Jahrzehnten entstanden sind. Der inzwischen nostalgisch anmutende Ruf nach «weltweiter Zusammenarbeit» hat eine Entwicklung ermöglicht, die heute bewirkt, dass alles und nahezu alle «vernetzt» sind. Jeder kann mit jedem verglichen werden.

Den Weg zu finden, das Eigene zu sehen und zu stärken, er ist in jedem Menschen veranlagt. Wenn die Heil-Eurythmie den Menschen eine Helferin sein kann, um diesen Weg zu finden, dann werden beide, der Mensch und die Heil-Eurythmie, in der Zeit, die dem «Vernetzt-Sein» folgen wird, bestehen können.

Hamburg, Pfingsten 2010

Vorwort zur ersten Auflage

Seit 1921, als Rudolf Steiner in einem Vortragskurs für Ärzte und Eurythmisten die Grundlagen für die Heil-Eurythmie gab, hat sich diese neue Bewegungstherapie wie ein lebendiger Fluss entwickelt. In aller Welt haben sich Tausende von Patienten übend mit der Heil-Eurythmie verbunden, um aktiv die eigene Gesundheit zu stärken oder wiederherzustellen. Wenn ich in Gesprächen oder bei Tagungen die Grundlagen der Heil-Eurythmie dargestellt habe, wurde oft der Wunsch nach einer schriftlichen Darstellung geäußert. Die wenigen Publikationen, die es zur Heil-Eurythmie gibt, richten sich in der Hauptsache an den Fachkundigen, den Heil-Eurythmisten und den Arzt.

Die drei hier vorliegenden Briefe sind an eine Patientin gerichtet, an jemand also, der der Heil-Eurythmie schon begegnet ist. Das prägt die Darstellung.

Geprägt wurde auch mein eigener Werdegang, und zwar von meinen beiden Heil-Eurythmie-Lehrerinnen Trude Thetter (1907–1982) und Ilse Rolofs (1903–1981), denen ich in Dankbarkeit weiter verbunden bin. Sie waren und sind noch Vorbilder. Ein Dank auch an die vielen Kollegen und Ärzte, die in gemeinsamer Arbeit um die Weiterentwicklung der Heil-Eurythmie bemüht sind, und an die vielen Patienten, die durch ihr Üben dem Strom der Heilung immer wieder neue Kräfte hinzufügen.

Beim Schreiben der Briefe wurde es deutlich, dass das gesprochene Wort sowie die Tat, das Üben, das Signum der Heil-Eurythmie sind. Das Wesen der Heil-Eurythmie hat seinen Ursprung in den Regionen des Lebendigen, und es zieht sich gerne zurück, wenn das Wort in die Schrift fixiert werden soll. Worte, die Goethe 1827 an Zelter geschrieben hat, haben mich bei meinen Bemühungen begleitet. Ich gebe sie gerne an den Leser weiter: – «Verzeih diese abstrusen Ausdrücke! Man hat sich aber von jeher in solche Regionen verloren, in solchen Sprecharten sich mitzuteilen versucht, da, wo die Vernunft nicht hinreicht und wo man doch die Unvernunft nicht wollte walten lassen.»

Hiddensee, im Juli 1992

Erster Brief

Es ist, wie Sie in Ihrem Brief schreiben: Die Angebote an Therapien sind nicht mehr überschaubar; selbst in einem begrenzten Bereich wie der Bewegungstherapie ist es kaum möglich, einen Überblick zu erlangen. Um eine Antwort auf Ihre Frage nach der Stellung der Heil-Eurythmie innerhalb der Bewegungstherapien zu finden, ist es notwendig – wenn auch nur andeutungsweise – auf dieses «Umfeld» hinzusehen.

Wir können dort zwei Richtungen erkennen: Diese begegnen sich und greifen ineinander, aber sie unterscheiden sich dem Ausgangspunkte nach. Die eine Gruppe von Übungen geht von den Bewegungsmöglichkeiten des Körpers aus, die andere von der «Phantasie», also von einem seelischen Erlebnis.

Im Laufe der Zeit haben sich die Gedanken, mit denen wir unseren Körper (und seine Bewegungen) verstehen wollen, sehr geändert. Seit die Heilkunst mehr und mehr zu einer Naturwissenschaft geworden ist und die Naturwissenschaft die Technik als Nachfolgerin sieht, wird der Körper des Menschen als eine Maschine angesehen und seine Bewegungen werden nach physikalischen Gesetzmäßigkeiten untersucht. Aus einer natürlichen Gymnastik, deren Übungen den «nützlichen Fertigkeiten des täglichen Lebens» entlehnt sind (Guthsmuths 1759–1839), entstand eine «absichtlich erdachte Gymnastik». Erst vor etwa hundert Jahren wurde das Wort «Heilgymnastik» geprägt. Darunter verstand man damals «nur den Gesamtbegriff methodischer Bewegungen, welche der Kranke allein unter Kommando oder nach Vorschrift des Arztes oder der Arzt am passiven Kranken oder endlich Patient und Arzt gemeinsam ausführen» (Bum). Im Verlaufe unseres Jahrhunderts wurde das Interesse immer stärker auf die physikalischen Bewegungsgesetze gelenkt, und in der Folge entstanden immer gezieltere Übungen für Teile des Körpers. In der Krankengymnastik wurden vielfältige Übungen entwickelt. Ein anderes Spezialgebiet ist die Logopädie, in der besonders die funktionelle Anatomie der Sprachorgane studiert wird. Daraus wurden sinnvolle Übungen entwickelt, um Sprachbehinderungen zu beheben.

Staunen Sie nicht, wenn ich jetzt eine ganz andere Gruppe von Übungen erwähne. Es gibt heute eine Fülle von Übungen, bei denen der Körper zunächst ganz ruhig ist und zugleich das Bewusstsein oder die Aufmerksamkeit ganz auf diesen ruhenden Körper gerichtet wird, und zwar indem beispielsweise zuerst der linke Fuß gespürt wird, dann der linke Unterschenkel usw., bis der ganze Körper mit dem Bewusstsein innerlich abgetastet ist. In der Folge werden kleinere Bewegungen ausgeführt, die auch vom Bewusstsein begleitet werden: der Körper als Quelle des Erlebens.

Gewiss unterscheiden sich diese zuletzt genannten Übungen von der Krankengymnastik, aber beide Male ist der Körper Ausgangspunkt der Übungen. In Anlehnung an musikalische Begriffe können wir sagen, dass der Körper das Thema ist und die verschiedensten Übungen Variationen über dieses Thema.

In der «natürlichen Gymnastik» verbarg sich noch ein zweiter Keim, der allmählich in Erscheinung trat und sich entwickelte: die Ausdrucksgymnastik. Aus der Beobachtung und dem Studium der Gebärden griechischer Plastiken und aus einem tiefen Verbundensein mit den Ideen von Lessing, Lavater und Kleist wollte der Franzose Delsarte (1811–1871), der als Begründer der Ausdrucksgymnastik gilt, durch edle Bewegung den Menschen veredeln. Der Ausgangspunkt der Bewegung ist hier nicht der Körper. Der Beweger, die Seele, soll den Bewegungsverlauf bestimmen. Nicht die mögliche Leistung ist gefragt, sondern die Schönheit, das Edle.

Der Wiener Musikpädagoge Jakob Dalkes führte das Element des Rhythmus in die Bewegungsabläufe ein und begründete unter seinem neuen Namen Jacques Dalcroze die rhythmische Gymnastik. Sein Schüler Bode formulierte die Aufgabe der rhythmischen Gymnastik als «die Durchbildung des gesamten Bewegungsspielraums menschlicher Tätigkeit sowohl in Hinsicht eines organisch einwandfreien Ablaufs als auch in Hinsicht einer Formung der Bewegung durch das der Phantasie entsprungene Leitbild».

In unserem Jahrhundert entwickelte sich aus den hier kurz skizzierten Anfängen der Ausdruckstanz. Parallel dazu wurde die Seele des Menschen in ihrem Verhältnis zum Körper neu «entdeckt». Die Psychiater, dann die Psychologen suchten in der Seele die Ursachen verschiedener Krankheiten, und auf diesem Wege entstanden Bewegungstherapien, bei denen Erlebnisse durch die Bewegung ausgedrückt werden sollen, damit die Seele sich entfalten oder auch «befreien» kann.

Die Seele ist selbstverständlich auch bei einer krankengymnastischen Übung beteiligt, genauso wie umgekehrt die Gesetze des Körpers die Möglichkeiten des seelischen Ausdrucks in der Bewegung beeinflussen. So kann der Körper wie auch die Seele Thema werden für eigene Bewegungsvariationen. Demnach wäre zum Beispiel «Leibesübung» eine Variation zum Thema Körper und «Ausdruckstanz» eine Variation zum Thema Seele. In jeder menschlichen Bewegung ist sowohl der Körper wie auch die Seele beteiligt. Um aber die verschiedenen Bewegungstherapien zu unterscheiden, ist es notwendig, das Thema zu erkennen, das die spezielle Bewegungsübung bestimmt.

Damit stellt sich für den Bewegungsansatz die uralte Frage nach dem Verhältnis von Leib und Seele neu. Vor dem Hintergrund dieser Frage erweist sich die Heil-Eurythmie als eine eigenständige Bewegungstherapie, und ich muss sagen: Sie ist etwas wirklich Neues!

Um ihre eigene Art zu charakterisieren, müssen wir versuchen, unsere Sprachtätigkeit zu beobachten. Wenn wir sprechen, begegnen sich Körper und Seele: Lippen, Zähne, Zunge und Kehlkopf gehören als Sprachwerkzeuge dem Körper an; unsere Gedanken und Gefühle, die wir aussprechen, entstammen der Seele. Wenn aber gesprochen wird, benötigen wir «mehr» als Körper und Seele. Wenn wir «M» sprechen, müssen wir Lippen haben, aber «M» ist nicht mit der Lippe identisch. Eine seelische Äußerung, wie zum Beispiel ein zustimmendes Wohlgefallen über eine gute Speise, können wir durch das «M» ausdrücken, aber «M» ist mehr als zustimmendes Wohlgefallen.

Wenn wir erklären wollen, was die Laute sind, stoßen wir an Grenzen, werden Fragende. Die Laute, sie werden uns nicht geschenkt, wir müssen sie erwerben. Zuerst umgeben sie den Säugling als «Welt» in der Sprache der Eltern und Geschwister. Unser Körper ist aber von Anfang an daraufhin organisiert, Laute zu sprechen, und es ist ein freudiges Ereignis für das Kind, wenn es den ersten Laut spricht. Parallel mit dem Sich-Aufrichten und Gehenlernen erwerben wir die Laute, danach erst die Sprache. Etwas, das außerhalb unseres Körpers war, haben wir uns so zu eigen gemacht, dass wir es nun selbst hervorbringen können, und im Hervorbringen können wir das, was in unserer Seele lebt, den anderen Menschen mitteilen. So hat die Sprache durchaus ihr eigenes Wesen, aber sie ist durch den Menschen und für uns Menschen da. Alle Lebewesen können sich charakteristisch ausdrücken, sich *aussprechen* kann nur der Mensch.

Zwei Lautgruppen entdecken wir: Vokale und Konsonanten. Die Vokale drücken mehr meine inneren Stimmungen und Empfindungen aus, stehen also der Seele näher. Die Konsonanten können wir unterscheiden nach dem Ort, an dem sie gebildet werden: Lippe, Zähne, Gaumen – sie haben eine engere Verwandtschaft mit dem Leibe.

Versuchen Sie doch, einzelne Laute spielerisch wiederholend zu sprechen und dann im Erleben nachklingen zu lassen. Durch eine solche Übung entdecken wir, dass jedem Laut eine ganz bestimmte Stimmung innewohnt, und wir können die Stimmung als Gebärde erleben und beschreiben. Gebärde? – Ich will versuchen zu erklären, was ich damit meine. Sprechen Sie, so schön Sie es können, die folgende Strophe von Goethe:

Ermüdet von des Tages langer Reise,
Die auf erhabnen Antrieb er getan,
An einem Stab nach frommer Wandrer Weise
Kam Bruder Markus, außer Steg und Bahn,

Verlangend nach geringem Trank und Speise,
In einem Tal am schönen Abend an,
Voll Hoffnung, in den waldbewachsnen Gründen
Ein gastfrei Dach für diese Nacht zu finden

Das oft wiederholte «A» prägt die ganze Strophe, und wenn Sie nur das «A» sprechen und dem Gesprochenen nachlauschen, dann können Sie im Nachlauschen ein leise aufkommendes Staunen erleben, derart, dass Sie sich öffnen und mit zunächst vorsichtig geöffneten Armen auf die Welt zugehen – und im «A» also eine sich öffnende Gebärde erleben.

Das «T» richtet auf, bringt etwas «auf den Punkt», das «B» hüllt ein, hat eine beschützende Gebärde, und so ist in jedem Laut eine ganz bestimmte Gebärde verborgen. Diese Gebärden lassen sich nicht durch ein äußeres Experiment festhalten, sie können aber zu einer inneren Gewissheit werden. Es fällt uns heute schwer, etwas für gewiss zu halten, was nicht durch Maß, Zahl oder Gewicht festzustellen ist, aber um der Eurythmie und der Heil-Eurythmie nahezukommen, müssen wir uns auf den Weg hin zu einer inneren Gewissheit begeben.

Vielleicht kennen Sie das folgende kleine Experiment: Wenn Sie auf eine weiße Wand ein grünes Tuch heften, es intensiv anschauen und dann den Blick zur Seite auf die weiße Wand lenken, erscheint Ihnen auf der weißen Wand eine rote Fläche. Dieses Rot entspricht dem grünen Tuch. Alle, die dieses Experiment machen, sehen die rote Fläche, sie ist für jeden eine innere Gewissheit, fotografieren aber können wir sie nicht. Ähnlich ist es mit den Gebärden, die den Lauten entsprechen: Sie sind da, wenn wir sie

– innerlich aktiv – aufsuchen wie das (eigene) Rot bei dem (äußeren) Grün.

Das Erlebnisfeld, auf dem wir die inneren Gebärden der Laute gewahr werden können, nennt Rudolf Steiner das Ätherische, das Lebende. So wie jeder Mensch seinen eigenen Körper hat und eine eigene Seele, so hat er sein eigenes Leben, seinen eigenen Lebensleib. Das Wissen um diesen Lebensleib ist im Laufe der Menschheitsentwicklung mehr und mehr verblasst. Letzte abstrakte Reminiszenzen verbargen sich in dem Begriff der Lebenskraft, der bis in das letzte Jahrhundert in der Medizin eine gewisse Bedeutung hatte.

Durch die Anthroposophie, wie sie Rudolf Steiner gegeben hat, können wir einen neuen Erkenntniszugang zu dem Lebensleib des Menschen gewinnen. Hier kann ich nur auf sein Buch «Wie erlangt man Erkenntnisse der höheren Welten?» hinweisen. Dort werden viele Übungen beschrieben, die neue Fähigkeiten in uns wecken können, damit wir für das Lebendige aufmerksamer werden.

Diese Bewegungen unseres Lebensleibes, die so der Sprache entsprechen, diese Bewegungen machen wir in der Eurythmie sichtbar durch die Bewegungen unseres Körpers. Für den Körper bedeutet das, dass er die im Lebendigen wirkenden Bewegungsgesetze der Sprache durch das eigene Tun kennenlernt und durch dieses Kennenlernen eine neue Belebung erfährt. – Auch die bewusste Seele erfährt Neues, indem der bewegte Körper das, was im Lebendigen unsichtbar war, sichtbar macht. So können wir sagen, dass die Seele, die mit Interesse die Bewegungen des Körpers begleitet, wacher wird, als sie sonst ist, und durch diese Wachheit wird sie «erzogen», den Körper zu ergreifen, ohne das Lebendige zu verletzen.

Die Hast, der Stress, den wir heute alle kennen, besteht doch darin, dass die Seele den Körper «packt» und ihn hierhin und dorthin zieht, ohne sich um das Lebendige zu kümmern. In der Folge «kümmert» dann der Körper – oder die Seele hat Kummer, «dreht sich um sich selbst», ohne den Körper zu beachten. Dann wird der Körper schwer und fest. Der Körper, von der Seele unbeachtet, wird sprachlos.

Das also können wir durch die Heil-Eurythmie lernen: dass die Seele dem Lebendigen gemäß einen Zugang zum Körper findet und dass der Körper Bewegungen ausführt, deren Gesetzmäßigkeiten im Lebendigen den Lauten der Sprache entsprechen. So ist das «Thema» der Heil-Eurythmie *das Leben,* und damit steht sie selbständig neben den anderen Bewegungstherapien, die entweder im Körper oder in der Seele ihren Ausgangspunkt, ihr «Thema» haben.

Wenn Sie diesen Brief gelesen haben, versuchen Sie doch, eine kleine Übung zu machen, nennen wir es eine Vorübung für die Eurythmie. Stellen Sie sich hin, den einen Fuß eine Schrittlänge vor den anderen. Verteilen Sie Ihr Gewicht gleichmäßig auf beide Füße, dann heben Sie den hinteren Fuß, führen ihn einen Schritt nach vorn, setzen mit den Zehen auf, und nun verfolgen Sie mit Interesse, wie der Fuß sich mit dem Boden verbindet. Dann der nächste Schritt und der nächste …, zuerst langsam, ja bedächtig, dann beschleunigen Sie. – Also, versuchen Sie es, und berichten Sie mir, wie es Ihnen gelungen ist.

Zweiter Brief

Sei gesegnet, o sei, himmlische Pflanze, mir
Mit Gesange gepflegt, wenn des ätherischen
Nektars Kräfte dich nähren,
Und der schöpf'rische Strahl dich reift.

Hölderlin

Von Ihren Erfahrungen mit der kleinen Übung, die ich am Schluss meines ersten Briefes schilderte, schreiben Sie mir, dass Sie erstaunt waren, beim Gehen Unsicherheit zu erleben. Ist es nicht immer so, dass wir ungeschickt werden, wenn wir Änderungen herbeiführen in einer Tätigkeit, die wir schon lange beherrschen? Gewohnheiten zu ändern, ist nicht leicht, aber ahnen wir nicht, dass hinter der Unsicherheit Neues auf uns wartet? Wenn nach einer gewissen Zeit die unsicheren Schritte überwunden sind, werden Sie merken, wie zuerst die Füße geschmeidiger werden, auch geschickter, dann im Weiteren, wie Ihre Haltung «Auftrieb» bekommt und Sie sich im Ganzen leichter fühlen. Es ist tatsächlich so, dass wir durch das Üben des Schreitens unseren Körper mehr als sonst für die Wirkungen der Lebenskräfte aufschließen.

Nein, das Schreiten soll nicht den alltäglichen Gang ersetzen, aber wenn wir, solange wir Eurythmie üben, auf das Schreiten achten, dann wird sich das gewöhnliche Gehen zum Guten hin ändern. Dieses Prinzip gilt bei jeglichem Üben: Man muss sich der gestellten Aufgabe so konzentriert wie möglich zuwenden, und danach soll man loslassen, und erst dann werden die Wirkungen bemerkbar, werden die Früchte des Übens zum Erlebnis.

Die Heil-Eurythmie gehört nicht zu den ganz alten Therapien, aber immerhin wird sie seit 90 Jahren von vielen Menschen täglich geübt. Mir scheint der Umstand wichtig, dass sie innerhalb einer Menschengemeinschaft entstanden ist. Elisabeth Baumann, eine Eurythmielehrerin an der ersten Waldorfschule in Stuttgart, wollte mit speziellen eurythmischen Übungen Schülern, deren Gesundheit es erforderte, helfen. Sie besprach dies mit einer Kollegin und einem Arzt, dann richteten sie ihre Fragen an Rudolf Steiner, der im April 1921 während eines Vortragskurses für Ärzte in sechs Vorträgen, bei denen auch einige Eurythmistinnen anwesend waren, die Grundlagen der Heil-Eurythmie darstellte. So entstand die Heil-Eurythmie in einem Kreis von Ärzten, die mit Hilfe Rudolf Steiners eine Erweiterung der Heilkunst suchten, und wurde von Anfang an auch ein Bestandteil der Waldorfpädagogik. In dieser Gemeinschaft steht sie auch heute. Die Zusammenarbeit mit dem Arzt ist für den Heil-Eurythmisten selbstverständlich. Es ist der Arzt, der den Patienten die Heil-Eurythmie empfiehlt. In der Schule ist es der Schularzt, der diese Therapie nach Rücksprache mit den Eltern des Kindes und dem Lehrer verordnet. Das Gespräch zwischen Arzt und Heil-Eurythmist gibt der Heil-Eurythmie immer neue Impulse, und vor allem bildet sich dadurch eine Hülle, ich möchte sagen, ein Schutz für den Patienten.

Als die Heil-Eurythmie 1921 entstand, war die Eurythmie schon zehn Jahre lang geübt und weiterentwickelt worden. Für die verschiedenen Elemente der Sprache war eine entsprechende Bewegungsform oder Gesetzmäßigkeit des Lebendigen gefunden. Gedichte und auch größere Dichtungen wurden solistisch oder von Menschengruppen dargestellt: Eurythmie als sichtbare Sprache. Es war die Zeit des Expressionismus, die Menschen waren an Experimente, auch in der Tanzkunst, gewöhnt. Dennoch erlebten sie, dass die Eurythmie ihre ganz eigene Art hatte. Sie wollte – und will – nicht nur den Inhalt der Sprache, die Handlung, ausdrücken, sondern die Sprache selbst sichtbar machen. Das Publikum war berührt von dem, was es sah, ablehnend oder begeistert, aber es war schwer, Worte zu finden, um das Gesehene zu beschreiben. Es war nicht Tanz, auch nicht Gymnastik, es war etwas Neues: Eurythmie.

«Neue Ideen», sagt Franz Marc, «sind nur durch ihre Ungewohntheit schwerverständlich – wie oft müsste man diesen Satz aussprechen, bis einer von hundert die nächstliegenden Konsequenzen aus ihm zöge.»

Durch all die Jahre seither ist die Eurythmie weiterentwickelt worden – als Kunst, in der Pädagogik und als Heil-Eurythmie in der Therapie. Wie ein ruhiger, aber lebenskräftiger Strom ist sie da für die Menschen, die sie suchen. Sie drängt sich nicht auf und ist dadurch, wie wir heute sagen, wenig medienwirksam.

In der Heil-Eurythmie werden die Bewegungen der Eurythmie verstärkt. Die Bewegungen, die den Lauten der Sprache entsprechen, werden jetzt als einzelne Bewegungen oft wiederholt. In der Kunst – wenn Dichtung dargestellt wird – fließt eine Bewegung in die andere über wie in der gesprochenen Sprache. In der Heil-Eurythmie wird die Aufmerksamkeit auf wenige Lautbewegungen beschränkt, und durch das intensive Wiederholen wirken diese stärker zurück auf den Menschen, der sie ausführt. Der Künstler braucht das Publikum, dem er seine Kunst schenkt. Er bemüht sich, seine Bewegungen so auszuführen, dass sie den anderen Menschen erreichen. Der heileurythmisch Übende wendet die Kraft der Lautbewegungen auf sich selbst zurück. Es geschieht also eine wirkliche Umwendung von der Kunst-Eurythmie zur Heil-Eurythmie. Die Kunst musste zuerst ausgebildet werden. Sie ist umfassend und entspringt dem gesunden Menschen. In der Krankheit sind Teile des Organismus gestört und beeinträchtigen dadurch das Ganze. Durch gezielte Bewegungen versuchen wir, das Gestörte zu erreichen und es durch Übung wieder richtig in die Gesamtheit einzugliedern.

Das gründliche Studium der Eurythmie ist für den Heil-Eurythmisten Voraussetzung. Nicht nur um die Bewegungsmöglichkeiten des gesunden Körpers kennenzulernen, sondern vor allem, um die Liebe zur Sprache zu entwickeln und über die Möglichkeiten des Körpers, die Sprache sichtbar zu machen, staunen zu lernen. Freude zu entwickeln an den Lebenskräften, die im Wort verborgen sind, das will das Eurythmiestudium vermitteln.

Auf der Grundlage dieser erweiterten Erkenntnis des gesunden Menschen kann ein tieferes Verständnis für den kranken Menschen entstehen. Dieses Verständnis zu wecken, ist eine grundlegende Aufgabe in der Heil-Eurythmie-Ausbildung.

Wir Menschen entfremden uns immer mehr von dem Wort, von seinen Lebenskräften, und dieses Fremd-Werden kann Ursache werden für viele Krankheiten. Nun ruft jede Krankheit aber nach einer *neuen* Gesundheit. Sie will eine Wandlung bewirken. In diesen Wandlungsprozess bringt die Heil-Eurythmie eine eigene Qualität: Sie lässt keinen Zwang zu. Die Übungen sind nicht so geartet, dass sie zum Beispiel eine mangelhafte Funktion zum Funktionieren zwingen können. Wir machen es uns nicht immer bewusst, aber vieles von dem, was heute in der Therapie geschieht, zwingt die Symptome fort, um dann an einem anderen Ort Nebenwirkungen zu erzeugen. Der Patient, der Heil-Eurythmie übt, erzeugt mit seinen Bewegungen ein Bild – oder genauer eine Imagination – von der gesunden Funktion und ruft sich gewissermaßen selbst auf, diesem Bilde ähnlich zu werden. Also nicht kämpfen, um das Kranke zu unterdrücken oder zu zerstören, sondern ein «Bild der Gesundheit» zu erzeugen, damit das Kranke sich gemäß diesem Bild wandeln kann, ist das Prinzip der Heil-Eurythmie.

Der Dichter Albert Steffen hat dieses Genesungsgeschehen in einem kleinen Gedicht so formuliert:

Was ich tat und was ich tue,
o wie weit ist es vom Wort,
denn das Wort geht durch die Ruhe,
und die Ruhe ist mir fort.

Dieses kleine Samenkorn
ist vom ganzen All gebaut.
Es genügt. Beginne vorn:
Bei der Liebe zu dem Laut.

* * *

Zum Schluss ein weiteres Bild aus der Dichtung: Wenn wir Faust in der Einleitungsszene des zweiten Teiles nach all dem sehen, was er in der Folge seines Paktes mit Mephistopheles getan hat, dann liegt er schlafsuchend unruhig auf blumigem Rasen in einer anmutigen Gegend. Ariel, der Führer der Luftgeister, erteilt seine Befehle, und die Elfen vollbringen an Faust ihr heilbringendes Werk:

Erst senkt sein Haupt aufs kühle Polster nieder,
Dann badet ihn im Tau aus Lethes Flut;
Gelenk sind bald die krampferstarrten Glieder,
Wenn er gestärkt dem Tag entgegenruht;
Vollbringt der Elfen schönste Pflicht,
Gebt ihn zurück dem heiligen Licht.

Im Chor sprechen die Elfen zu dem schlafenden Faust und vermitteln ihm durch ihre Sprache gesundmachende Kräfte:

Fühl es vor! Du wirst gesunden;
Traue neuem Tagesblick.

So geformt, vermittelt die Sprache unmittelbar Lebenskraft. Was Goethe in dieser Szene schildert, ist eine Realität, von der wir wachend nichts mehr wissen, aber ahnen können wir sie. Jede Nacht, wenn unser Bewusstsein nicht wie am Tage den Körper beansprucht, können sich die Lebenskräfte erfrischen und wir werden belebt.

Vielleicht werden Sie schmunzeln und den Kopf abwägend hin und her bewegen, wenn ich jetzt sage, dass wir in der Heil-Eurythmie einen bewussten Zugang suchen zu den Kräften – zu den Elfen –, die Faust wieder gesund aufwachen lassen, aber es ist so. Karl Julius Schröer schildert das, was in dieser Szene geschieht, so: «Fausts Heilung durch die allheilenden Kräfte der Zeit und Natur soll bildlich anschaubar werden.» Und weiter: «Die Gegend aber ist anmutig, der Rasen blumig, voll sprossenden Lebens, ganz geeignet, einen Gebrochenen zu erquicken und wieder aufzurichten. Gute Geister umschweben ihn ... ‹Ob er heilig, ob er böse›, das berührt sie nicht, es ist genug, dass er unglücklich ist.»

Die Dichter, die Künstler, sie sind dem Lebendigen oftmals viel näher als wir. Und hier, bei Goethe, staunen wir nicht nur über den Inhalt, sondern über den Klang, die Form der Sprache. Solche Dichtung ist ein Inspirationsquell für die Heil-Eurythmie.

Nachtrag

Ich erinnere mich gut an einen Jungen, damals 14 Jahre alt, der auf Anraten eines Arztes zu mir kam. Er war sehr schmal, blass, hatte eine schlaffe Haltung. Der Gang war schwer, fast schleppend, die Hände kalt. Der Blick war nicht direkt, aber warm. Er war leicht kurzsichtig, aber nur in der Schule Brillenträger. Als Kind hatte er erst nach dem zweiten Jahr sprechen gelernt, und wegen familiärer Umstände konnte er während der ersten vier Jahre des zweiten Jahrsiebts nicht bei den Eltern wohnen.

Seine Bewegungen waren kraftlos und ohne Freude. In den ersten Stunden zeigte er kein Interesse, er machte nur «brav» mit. Nur einmal in der Woche kam er, jeweils für eine halbe Stunde. Nach den Sommerferien fing die Behandlung an. In den sieben Wochen bis zu den Herbstferien geschah nicht viel. Er kam regelmäßig und pünktlich, aber er äußerte sich kaum, erzählte nicht viel und hatte zuhause kaum geübt. Bei den Übungen versuchte ich vor allem, sein Interesse zu wecken, damit er seelisch beteiligt war an dem, was er tat, und vor allem, dass er sich freute, wenn eine Übung gut gelang. Äußere Korrekturen vermied ich weitgehend.

Nach den Herbstferien fing eine Entwicklung an. Seine Hände wurden warm. Er berichtete von der Schule oder was er sonst erlebt hatte, und er bekam Freude an den Übungen.

Insgesamt übten wir – mit Unterbrechungen während der Ferien – bis zu den Sommerferien, also ein ganzes Schuljahr. Er wurde im Ganzen wärmer, wacher für seine Umgebung, was in den schulischen Leistungen sichtbar wurde, und er konnte sich als Person immer kraftvoller offenbaren. Das, was ich am Anfang als Wärme empfand in seinem Blick, konnte sich immer mehr durchsetzen. Er ist durch die Übungen nicht ein anderer Mensch geworden, aber er hat zu sich selbst gefunden und hat vieles von dem überwunden, was ihm vorher Belastung und Hindernis war.

Dritter Brief

In der menschlichen Bewegung offenbart sich immer ein bestimmtes Verhältnis von Körper und Seele. So ist es verständlich, dass die Bewegung, sei es als «nützliche» oder als «künstlerische», eine lange Tradition in der Geschichte der Medizin hat. Der chinesische Kaiser Hoang Ti soll bereits im Jahre 2698 v. Chr. ein Heil-Turnen geschaffen haben. Das Besondere in unserer Zeit, jedenfalls in der westlichen Zivilisation, ist, dass sowohl der Körper wie die Seele gewissermaßen ärmer geworden sind. «Der Körper des Menschen als Tempel der Götter» – bis in die Zeit der Romantik konnten die Menschen diesen Ausspruch an sich selbst erleben; heute wird er zur Phrase, weil wir die Götter aus unserem Bewusstsein verdrängt haben, und nicht nur die Chirurgie will uns zeigen, dass der Körper nur Körper ist. Dass die Seele einen geistigen Kern hat, von dem sie gleichzeitig umschlossen ist, vergessen wir gern. Wir erleben die Seele hauptsächlich in ihrem Schwingen zwischen Liebe und Hass, Freude und Schmerz.

Durch diese «Entkleidung» des Körpers und der Seele ist das Verhältnis zwischen ihnen härter und unvermittelter geworden. Die Gymnastik entartet zum Spitzensport, in dem die Möglichkeiten des Körpers so weit wie möglich ausgenutzt oder künstlich gesteigert werden, und der Ausdruckstanz bewegt sich zwischen den Polen der Sentimentalität und der Brutalität. Diese Bewegungen sprechen nicht, sie drücken Seelisches aus.

Aber auch die Sprache selbst sieht sich Versuchungen und Angriffen ausgesetzt. Bis vor gut hundert Jahren war die einzige Möglichkeit, eine menschliche Stimme zu hören, die, dass ein Mensch anwesend war und sprach. Durch das Radio oder andere «Tonträger» kann die Sprache vom Menschen abgetrennt und längst Gesagtes konserviert werden. In dem, was der Tonträger uns «sagt», ist der Mensch, das sprechende Wesen, nicht anwesend, auch das Leben und die im Lebendigen sich bildenden Gebärden der Laute und der Sprache sind nicht da. Als Sinneseindruck aber erreicht das, was durch den Tonträger an mein Ohr dringt, auch meine Seele. Je nach Inhalt oder auch Darstellungsart kann uns das Gehörte erheitern oder zornig machen, wir können sogar die Stimmen großer Sängerinnen oder Sänger genießen und fühlen uns – unter Umständen – seelisch angeregt. Gerade dieses seelische Angeregtsein aber täuscht uns darüber hinweg, dass wir nicht wirklich belebt werden. Leben können die Tonträger nicht vermitteln. Sie geben uns Steine statt Brot und tragen dazu bei, dass wir uns immer weiter vom Leben entfernen, ja, dass die eigenen Lebenskräfte immer schwächer werden.

Ich erwähne die Tonträger, weil sie uns ständig umgeben und scheinbar so harmlos sind. Wir «entspannen» uns vor dem Fernseher oder, wie Neil Postman es drastisch, aber richtig formuliert: «Wir amüsieren uns zu Tode.»

Durch das Üben der Heil-Eurythmie werden wir wacher, nicht nur für die unmittelbaren Sinneseindrücke, sondern auch für das, was in den Sinneseindrücken «mitschwingt» oder eben *lebt.*

Und wenn wir lernen, zwischen Belebtwerden und seelischem Angeregtsein zu unterscheiden, dann haben wir ein erstes therapeutisches Ziel erreicht.

Das Leben als «Lehrmeister» – können wir uns das vorstellen? Versuchen wir, in uns ein Bild aufzubauen. In einer weiten Landschaft stehen rechts und links zwei Gestalten, Körper und Seele symbolisierend. Über ihnen strahlt die Sonne, die Leben spendende. Indem der Körper sich ihr zuwendet, muss er etwas von seiner Behäbigkeit, von seiner Schwere und Festigkeit lassen; er schließt sich auf. Die Seele ihrerseits wird ruhiger, kann wieder staunen, muss nicht ständig von einem Eindruck zum nächsten eilen und sie intellektuell verknüpfen, sie «erhebt» sich, entdeckt Zusammenhänge und ahnt wieder ihren geistigen Kern.

Indem Körper und Seele sich dem Leben zuwenden, erfahren sie – im Goethe'schen Sinne – eine Steigerung ihres eigenen Wesens. Sie müssen nicht nur mit- oder gegeneinander agieren, sondern durch die Steigerung entsteht ein erhöhtes, lebendiges Zusammenwirken. Was ist die Art dieses Zusammenwirkens? Was diese Frage beantwortet, beinhaltet wiederum eine Frage, die bestimmt so alt ist wie die nach dem Verhältnis von Leib und Seele: *Schön* ist die Art, wie Leib und Seele im Lichte des Lebens zusammenwirken. – Stellen wir uns für die nächste Zeit eine Aufgabe: Öffnen wir unsere Sinne für die allernächste Umgebung und fragen: Was ist schön?

* * *

In Ihrem Brief stellen Sie eine Reihe – wie Sie es selbst nennen – praktischer Fragen. Wenn ich jetzt darauf eingehe, so beruhen die Antworten auf eigenen Erfahrungen. Ein festgelegtes Regelwerk haben wir in der Heil-Eurythmie nicht.

Zu mir in die Praxis kommen die Patienten meistens einmal in der Woche, und jede Behandlung dauert eine halbe bis dreiviertel Stunde, je nach Möglichkeit und Zustand des Patienten, bei Kindern in der Regel eine halbe Stunde. Wichtig ist vor allem das eigene Üben zuhause. Das Erübte wird in der folgenden Stunde gezeigt und kann dann korrigiert und weitergeführt werden. Es kommt nicht in jeder Stunde Neues dazu, sondern es wird an wenigem ständig weitergearbeitet. Diese Konzentration auf weniges ist nicht einfach, besonders in unserer Zeit nicht. Es fordert viel Einsatz vom Patienten und vom Heil-Eurythmisten.

Über die Gesamtdauer einer Behandlung ist es schwer, allgemein etwas zu sagen. Ich selbst habe die Erfahrung gemacht, dass es gut ist, ein Jahr regelmäßig zusammenzuarbeiten. Durch jahreszeitlich bedingte Ferien oder Feiertage ergeben sich Pausen, sodass innerhalb eines Jahres zwischen 35 und 40 Behandlungen stattfinden können. Bei chronischen Erkrankungen (ich denke hier vor allem an rheumatische oder neurologische Erkrankungen) wird die Heil-Eurythmie oft zu einem «Begleiter», der den Kranken hilft, mit den Beschwerden oder Behinderungen besser umzugehen, und der dadurch den weiteren Verlauf zum Guten hin beeinflusst. Die Behandlung kann dann so aussehen, dass zuerst in zwei Epochen einmal pro Woche eine Behandlung stattfindet, dann über eine längere Zeitspanne in größeren Abständen.

In der Schule ist die Situation eine andere. Das Kind verlässt den Unterricht und geht zur Heil-Eurythmie. Möglichst regelmäßig, also zur selben Zeit, soll es sein. Sie merken, hier kommt ein neuer, ein sozialer Faktor hinzu, der es nötig macht, dass Arzt, Heil-Eurythmist und Lehrer das

Kind, das für eine Zeitlang die Heil-Eurythmie nötig hat, in den Mittelpunkt stellen. So wird sich ein richtiger Behandlungsrhythmus finden. Ob täglich zehn Minuten, ob einmal in der Woche eine halbe Stunde oder ob eine Gruppe von Kindern mit ähnlichen Beschwerden zusammengefasst wird – es gibt viele Möglichkeiten, für eine Zeitlang zu einem regelmäßigen Üben zu kommen.

In der Klinik ergibt sich wiederum eine andere Situation. Der Aufenthalt ist in der Regel verhältnismäßig kurz, und so wird in dieser Zeit intensiv, meist täglich, geübt. Für die Patienten ist es oft die erste Begegnung mit der Heil-Eurythmie, und wenn sie erfahren, wie sie wirkt, entsteht der Wunsch, dass die Behandlung nach der Zeit im Krankenhaus weitergeführt wird. Nach Absprache mit dem Hausarzt kann dann der Heil-Eurythmist am Ort das Begonnene weiterführen.

Insofern die Eurythmie dem gesunden Menschen entspricht und die Heil-Eurythmie eine Metamorphose der Eurythmie ist, kann sie – entsprechend abgewandelt – bei jeder Erkrankung eingesetzt werden. Immer ist es der Arzt, der entscheiden muss, ob für diesen Menschen jetzt die Heil-Eurythmie die richtige Therapie ist.

Sie stellen die Frage, ob eine spezielle Kleidung erforderlich sei? – Diese Frage wird oft gestellt, und meine Antwort ist: Sie sollten so angezogen sein, dass Sie sich gut bewegen können, und schön ist es, wenn die Kleidung nicht zu sehr den Körper betont.

Vierter Brief

> Alles prüfe der Mensch, sagen die Himmlischen,
> Dass er, kräftig genährt, danken für Alles lern,
> Und verstehe die Freiheit,
> Aufzubrechen, wohin er will.
>
> *Hölderlin*

«Was ist schön?» Sie haben der Frage in sich Raum gegeben, mit ihr gelebt und haben dabei bemerkt, dass das Hinschauen und Hinhorchen auf die Welt nicht nur wacher wird, sondern auch wärmer. Durch die Frage wird unser Interesse für Menschen und Dinge erhöht, wir kommen der Schönheit immer näher. Einen Gegenstand, den wir erworben haben, weil er uns gefiel, sehen wir zuhause möglicherweise kaum, weil er nicht am richtigen Ort ist. Andererseits können wir die Schönheit einer unscheinbaren Blume dadurch entdecken, dass die Umgebung zu ihr passt. – Die Schönheit lebt zwischen den Dingen, schreiben Sie. Eine Vase empfinden Sie als schön, weil das Verhältnis zwischen Oben und Unten im Gleichgewicht ist. Auf einem Gemälde können die Einzelheiten gut gemalt sein, aber sie passen nicht zusammen, bilden keine Ganzheit, und das Gemälde ist nicht schön.

«Schönheit ist empfundener Rhythmus», schreibt Christian Morgenstern, «Rhythmus der Wellen, durch die uns alles Außen vermittelt wird. Oder auch: Schön ist eigentlich alles, was man mit Liebe betrachtet. Je mehr jemand die Welt liebt, desto schöner wird er sie finden.»

Lassen wir das eigene Zimmer die Welt sein, die wir mit Liebe betrachten. Wenn wir es tun, fangen wir an, wie Sie auch schreiben, die Dinge zu bewegen. Wir werden schöpferisch und entdecken die Schönheit als eine uns innewohnende Kraft, die geweckt werden kann, indem wir nach außen gehen mit der Frage: «Was ist schön?»

Gerade heute müssen wir Mut haben zur Schönheit, und wie Sie es selbst erlebt haben: «Alte Formen» sind nicht von sich aus bereits schön, genauso wenig wie das Neue, das «Interessante». Die Schönheit ist eine Lebenskraft, die geweckt werden will wie die Prinzessin im Märchen. Bedenklich ist es, wenn wir sie nicht wecken wollen oder sie ganz vergessen und in eine leere Ästhetik verzaubern.

«Die Seele soll den Körper ergreifen!» Wie ein Schlagwort wird das als Aufforderung ausgesprochen für viele Bewegungstherapien oder auch für den Ausdruckstanz. Wenn aber das Ergreifen geschieht, ohne dass Körper und Seele sich dem Leben zuwenden, dann bleiben wir bei den «alten Formen» oder versuchen, uns «interessant» zu bewegen. Wenden wir uns von den Lebenskräften der Sprache ab, werden unsere Bewegungen brutal oder sentimental. Dann kann die Gesundheit nicht gefördert werden und – meiner Meinung nach – auch nicht Kunst entstehen.

* * *

Ich denke an ein bewegungs- und sprachbehindertes Kind, einen Jungen, der elf Jahre alt war. Die Bewegungen der Arme waren schwer, fast grob, sein Gang zu leicht, staksig. Er konnte die Erde nicht ergreifen, und er konnte nicht sprechen. Wir haben lange zusammen geübt. Er hat sich bemüht, Arm- und Beinbewegung zu koordinieren, dann mit den Armen Bewegungen auszuführen, die den Lauten entsprechen. Von außen betrachtet waren die Bewegungen ungeschickt oder «ungenügend», aber mit Interesse angeschaut offenbarten sie sich als in sich differenziert und entwicklungsfähig. Er selbst hat es bemerkt, wenn ihm eine Bewegung gut gelang, dann «wurde er schön» und «krönte» diese Schönheit mit Freude und Lachen.

An solchen Erfahrungen erweitert sich unser Verständnis für die Schönheit, und es entsteht zwischen Patient und Heil-Eurythmist ein Raum der Freiheit, in dem man sich gegenseitig erkennt und anerkennt. Dann können heilende Kräfte erst wirksam werden. – Ein Wort, das ich während meiner eigenen Ausbildung aufgenommen habe, wird gegenwärtig: «Schön ist, was wahr ist, und es tut gut.»

* * *

Im letzten Brief regte ich Sie an, sich innerlich ein Bild vorzustellen: eine Landschaft, rechts und links zwei Gestalten als Symbole für Körper und Seele, oben die Sonne als Lebensquell. Versuchen Sie jetzt, das Bild zu ergänzen durch eine zweite Sonne, die von unten durch die Erde hindurchstrahlt. Lassen wir diese Sonne ein Symbol sein für unseren eigensten, verborgenen Kern, für unser Ich.

Das Bild symbolisiert eine umfassende Ordnung, die uns durch die Heil-Eurythmie bewusster und erlebbarer werden kann. Die Polarität von Körper und Seele, wie sie uns heute an so vielen Orten begegnet, wird durch einen Brückenschlag verbunden, der so vollzogen wird, dass beide, Körper und Seele, sich erweitern, indem sie sich dem

Leben zuwenden, und indem sie den verborgenen Kern suchen, ahnen sie ihren gemeinsamen Ursprung.

Diese Ordnung ist keine festgefügte, sondern eine ständig sich bewegende. Bricht sie auseinander oder erstarrt sie, dann werden wir krank. In der Heil-Eurythmie können wir diese Ordnung wie in einem «Modell» erleben, einem «Modell», an dem wir mit jeder Heil-Eurythmie-Bewegung weiterarbeiten. An das Werdende in uns, das Gesund-werden-Wollende wenden wir uns in der Heil-Eurythmie.

Gewiss, es gibt Menschen, sicher weit mehr als wir wissen, die diese Ordnung erkannt haben oder erahnen und die sich bemühen, sie durch das eigene Tun erlebbar zu machen. An dem Ort, an dem sie leben und wirken, sind diese Menschen Übende, und sie bewirken und schenken Schönheit. Einen Dichter möchte ich erwähnen, bei dem ich diese Schönheit erlebe: Hanns Cibulka. Seine Tagebücher besitzen eine Kraft, die uns auffordert, die Natur und das Menschenleben so zu beobachten, dass wir wach werden für Lebenszusammenhänge und Schicksalsmomente. Sie sind nicht laut, seine Bücher, sie drängen sich nicht auf, sie fesseln uns nicht, aber wenn wir sie lesen, entsteht ein Raum, in dem wir Freiheit erleben können. Einmal verweilt Cibulka in Kochberg bei Weimar, die Landschaft lässt Erinnerungen in ihm wach werden: «Die ganze Landschaft ist ausdrucksstark, aber niemals befremdend, sie ist zum Begleiter des Menschen geworden, fern aller Eigenwilligkeit, aber nicht ohne eigene Art.»

So ist auch die Heil-Eurythmie: «... fern aller Eigenwilligkeit, aber nicht ohne eigene Art.»

* * *

Nachtrag

Die Heil-Eurythmie lebt in der Bewegung, und jede Bemühung, sie schriftlich «festzuhalten», kann nur ein Versuch sein, wird immer Fragment bleiben. Durch Ihre Fragen und Ihr Interesse haben Sie den Anstoß zu diesem Fragment gegeben. Dafür möchte ich Ihnen danken. Wenn Sie weitergehen wollen auf den Gedankenwegen, die in diesen Briefen nur angedeutet sind, und mehr und Genaueres erfahren wollen über Körper und Seele, Leben und Ich, über den Menschen also, dann werden Sie in dem Buch «Theosophie» von Rudolf Steiner die allerbeste Wegzehrung finden. Die Heil-Eurythmie gäbe es nicht ohne Rudolf Steiner und die Anthroposophie. Er hat sie nicht erfunden, er hat sie entdeckt, enthüllt und sie uns geschenkt. Nehmen wir das Geschenk an! Begeben wir uns auf den Weg mit dem «Thema» *Leben!*

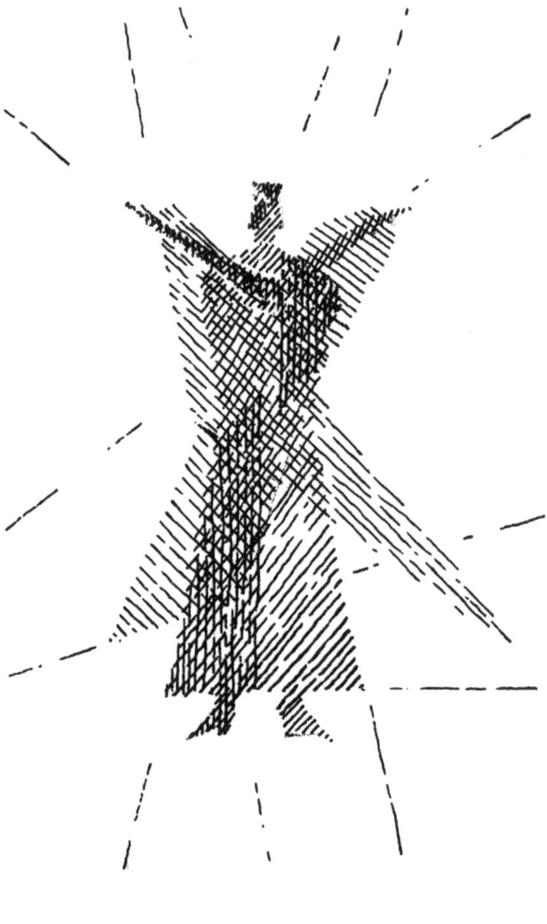

Eurythmische Bewegung von dem Laut «E»,
nach einer Skizze von Rudolf Steiner

Fünfter Brief

Wenn der Heil-Eurythmist nach längerer Zeit einem seiner Patienten begegnet und wenn dieser darüber berichtet, wie er weiterhin übt, dann freut sich der Heil-Eurythmist. So habe ich mich auch gefreut, als wir uns neulich trafen. Das Gespräch war allzu schnell zu Ende, und viele Gedanken und Fragen blieben zurück. Heute will ich nun den Anfang machen und mein Versprechen einlösen, Dir von meinem Beruf zu erzählen, und ich hoffe, dass einige Briefe – hin und her geschickt – die nötige Verbindung schaffen können, um etwas so Bewegtem wie der Heil-Eurythmie näherzukommen.

Zu der Zeit, als die ersten Eurythmie-Übungen gegeben wurden, vor etwa hundert Jahren, herrschte eine Aufbruchsstimmung unter den künstlerisch schaffenden und empfindenden Menschen. Alte Formen brachen zusammen. Für Dichter, Musiker und Maler öffneten sich neue Welten, die neue Formen forderten. Auch die Tanzkunst wurde neu impulsiert, von neuen Bewegungen ergriffen und erschüttert.

Ganz im Stillen, abseits der so unruhigen Welt, kommen vier Menschen in einer Villa in der Nähe von Basel zusammen: Lory Smits, eine Neunzehnjährige, und ihre Mutter sowie Marie von Sivers und Rudolf Steiner. Es ist Herbst 1912. Ein knappes Jahr vorher hatte Lory einige Aufgaben von Rudolf Steiner erhalten, als Antwort auf Fragen nach ihrem Berufsweg.

Zwei Wochen lang treffen sich die vier Menschen dort, und es entsteht eine ganz neue Bewegungskunst. Das Wort wird umgesetzt in Bewegung, wird sichtbar gemacht. Zuerst geht es um die «Substanz» der Sprache, die Laute. Rudolf Steiner zeigt der staunenden Lory Smits Bewegungen, die den Lauten der Sprache entsprechen. Entsprechen – nicht nachahmen! Es werden also nicht die kleinen Bewegungen der Sprachorgane «vergrößert» durch die Bewegungen der Arme und Beine. (Was das «Entsprechen» betrifft: Sei ein wenig geduldig. Ich werde öfter darauf zurückkommen.) Wichtig ist, dass nicht innere organische Bewegungen äußerlich ausgeführt werden, das wäre gewissermaßen «Naturalismus». Andererseits entsteht auch kein neuer Ausdruckstanz, indem Empfindungen und Gefühle direkt in die Glieder fahren. Der Laut selbst, die Sprache, das Wort, wird jetzt durch menschliche Bewegung sichtbar gemacht – und das ist neu.

Der Erste Weltkrieg bricht aus. Vieles, was nach neuen Formen strebte, wird ausgelöscht oder in andere Richtungen geführt. Weiterhin in der Stille arbeitet Lory Smits mit den vielen Anregungen, die sie von Rudolf Steiner erhalten hat. Andere junge Menschen kommen dazu. Nach dem Krieg, im Winter 1919, kann dann die erste öffentliche Eurythmie-Aufführung im Pfauentheater in Zürich stattfinden.

Im selben Jahr wurde die erste Waldorfschule in Stuttgart gegründet, und von Anfang an war die Eurythmie ein Unterrichtsfach durch alle Schuljahre hindurch. In der pädagogischen Arbeit konnten die Eurythmie-Lehrerinnen die Wirkung der verschiedenen Übungen und eurythmischen Grundelemente an den Schülern sehen, und so entstand die Frage nach Übungen, die speziell eingesetzt werden könnten für Schüler, die besondere Schwierigkeiten hatten.

Im Februar 1921 wurde Rudolf Steiner die Frage nach gezielt therapeutisch wirkenden Übungen gestellt. Er griff sie auf und bat die zwei Eurythmistinnen Elisabeth Baumann und Erna Wolfram, nach Dornach zu kommen, wo er im April einen Vortragskurs für Ärzte halten sollte. – Wiederum war es eine ähnliche Situation wie neun Jahre zuvor: Im Stillen vollzieht sich die Geburt einer ganz neuen Therapie. Der anwesende Menschenkreis ist größer als damals, aber keine «Öffentlichkeit» verfolgt, was in diesen sechs Nachmittagsstunden geschieht. Ja, für manche der Anwesenden mag das Neue kaum zu fassen gewesen sein. Es wurde aber mit der Heil-Eurythmie, wie die neue Therapie genannt wurde, gleich in den Schulen und in den Kliniken in Stuttgart und Arlesheim zu arbeiten begonnen.

In unserem von Kriegen erschütterten Jahrhundert wird vom «Siegeszug der Medizin» gesprochen, und von einem gewissen Standpunkt aus mag es richtig sein. Dass die vielen medizinischen «Siege» große Probleme mit sich bringen, dafür werden wir jetzt immer wacher. In diesem Siegeszug wird die Heil-Eurythmie nicht erwähnt. Sie hat sich im Stillen weiterentwickelt. Schauen wir auf die neunzig Jahre ihres Wirkens zurück, so sehen wir in der ganzen Welt Tausende von Patienten, die die heilende Kraft der Bewegungen erlebt haben.

«Kunst gibt nicht das Sichtbare wieder, sondern macht sichtbar» – diese bekannten Worte von Paul Klee aus dem Jahre 1920 charakterisieren den künstlerischen Aufbruch am Anfang unseres Jahrhunderts. Auch die Eurythmie will «sichtbar» machen, und zwar nicht die äußeren Bewegungen des Sprechenden, sondern das, was in der Sprache lebt. Das Unsichtbare will sie sichtbar machen.

Wir tragen in uns Gedanken und Empfindungen, oft durch lange Zeit, dann reifen sie, und wir möchten uns äußern, anderen mitteilen, was wir innerlich bewegt haben. Aber auch spontane Empfindungen, plötzliche Einfälle können wir kundtun. Uns Menschen steht dann die Sprache zur Verfügung. Wir müssen nicht blöken, zischen oder zwitschern – die wunderbare Welt der Laute lässt sich zu Worten und Sätzen zusammenbinden. Über die Entstehung der Sprache haben wir uns einige Male unterhalten, und jedes Mal haben unsere Gedanken uns hingeführt zu dem Urbeginn, zur Erschaffung des Menschen. Wir erlebten die Sprache als ein offenbares Geheimnis. – Durch das flüchtige Medium der Luft wird die Sprache hörbar, heute sogar messbar.

Aber dieser hörbare Prozess – die modifizierte Atmung – wird begleitet von einem anderen, unhörbaren Prozess. Indem wir sprechen, reflektiert der Kehlkopf – so schildert es Rudolf Steiner – nach rückwärts Bewegungen unseres Ätherleibes. Um uns «tanzt» der Ätherleib, wenn wir sprechen. (Ich höre schon Deine Frage: Was ist der Ätherleib? Erlaube mir heute eine einfache Antwort: Es sind die Kräfte, die uns leben lassen. «Lebenskräfte» nannten es die Alten. Der «Archeus» des Paracelsus ist etwas Ähnliches. Durch die Schriften von Rudolf Steiner wird uns ein Verständnis für das Ätherische vermittelt und ein Übungsweg gezeigt, um diese erste übersinnliche Leiblichkeit des Menschen zu erkennen. Dir würde ich raten, das Buch «Sonnen-Raum» von Olive Whicher zu lesen. Anhand von Beispielen aus der lebenden Natur, der Mathematik und der Kunst vermittelt sie uns Verständnis für das Ätherische.)

Aber zurück zur Sprache. Wenn ich einen Laut spreche, zum Beispiel «A», dann «reflektiert», das heißt löst der Kehlkopf eine ganz bestimmte Bewegung in meinem Ätherleib aus. Wenn ich ein Wort bilde, gehen die Lautbewegungen rasch – eben der Sprache entsprechend – ineinander über. «Der Ätherleib tanzt», sagt Rudolf Steiner. So geschehen beim Sprechen gewissermaßen zwei «Geburten». Aus dem Inneren, dem Verborgenen, werden geboren: ein sinnliches Wesen – die hörbare Sprache – und ein übersinnliches Wesen – die ätherische Bewegung. Beide sind innigst miteinander verbunden.

In der Eurythmie werden diese Bewegungen des Ätherleibes sichtbar gemacht durch die Bewegungen des menschlichen Leibes, hauptsächlich durch die Arme, indem diese in die ätherischen Bewegungen «hineingleiten».

Das folgende Beispiel kann ein Bild sein für das, was beim Eurythmisieren geschieht: An einer Baustelle sind viele Arbeiter tätig, der Bauleiter kennt die Pläne, hat Verantwortung und Überblick über das Ganze. Wenn er einen Arbeiter zu sich holt und diesem eine Zeitlang die Verantwortung übergibt, dann bekommt der Arbeiter Verständnis für das Ganze und kehrt mit neuen Einsichten an seine Arbeit zurück. So belebt sich auch unser physischer Leib, wenn er eine Zeitlang – eben solange wir Eurythmie üben – sich in die Gesetzmäßigkeiten des Ätherischen hineinbewegen kann. Er führt nach dem Üben seine Tätigkeit lebendiger, harmonischer aus, und der Ätherleib oder – genauer gesagt – der Teil des Ätherleibes, der der ausgeführten Bewegung entspricht, hat sich vorher, während des Übens, aus seiner leibgebundenen Tätigkeit befreien können. Dadurch hat insgesamt eine Art «Erhebung» des ganzen Menschenwesens auf eine andere Ebene stattgefunden. Und während man übt, das hast Du oft selbst erzählt, fühlt man sich leichter, fühlt sich mit den Kräften des Auftriebs verbunden. Nachdem wir geübt haben, «hat uns die Erde wieder», aber jetzt als belebtere Menschen.

Das bezieht sich auf die Eurythmie allgemein, ob sie als Kunst, in der Pädagogik oder als Heil-Eurythmie ausgeführt wird. Versuchen wir nun einmal, anhand des obigen Beispiels der Heil-Eurythmie ein Stück näherzukommen.

Aus irgendeinem Grund kann es ja sein, dass einer der Arbeiter seine Aufgabe nicht mehr richtig ausführen kann. Er fällt gewissermaßen aus dem Organismus heraus, stört unter Umständen die anderen, hält sie auf. Der Organismus wird «krank», gerät aus dem Gleichgewicht. Nun kann der Bauleiter dem Arbeiter kündigen, ihn wegschicken; oder er holt ihn zu sich, appelliert an seine Fähigkeiten, versucht ihn zu stärken.

Die Heil-Eurythmie verfährt nach dem zweiten Prinzip. Wenn etwas im Menschen in seiner Tätigkeit gestört wird, sodass der Mensch aus dem Gleichgewicht gerät, also krank wird, dann will die Heil-Eurythmie diesen gestörten Teil ergreifen und ihn durch Tätigkeit auffordern, sich zu wandeln.

Die Fähigkeit, sich zu wandeln, stärken wir in der Heil-Eurythmie. Die höchste Stufe dieser Fähigkeit hat Christian Morgenstern in einem seiner letzten Gedichte so ins Wort gebracht:

«Liebt das Böse – gut!»
lehren tiefe Seelen.
Lernt am Hasse stählen –
Liebesmut!

Mut zu haben, um sich selbst zu wandeln, dieser Mut ist die Triebfeder für die Heil-Eurythmie.

Vor Jahren wurde eine Frau von ihrem Hausarzt zu mir geschickt. Sie war achtunddreißig Jahre alt und hatte zwei Kinder, beide in der Pubertät. In der Ehe gab es Probleme. Sie litt unter häufigen Migräneanfällen, der Blutdruck war niedrig, der Stuhlgang unregelmäßig. Immer wieder fiel sie in leichte Depressionen, hatte ihre «Lebensrichtung» verloren.

Der Arzt, der die Heil-Eurythmie kennt, kann beispielsweise innerlich den Patienten «durch das Alphabet gehen» lassen, das heißt, er versucht, innerlich zu sehen, welche Lautbewegungen gestört sind.

Es erfordert also von dem Arzt, der seinen Patienten Heil-Eurythmie verordnet, dass er die Lautbewegungen durch eigenes Tun kennengelernt hat. Je intensiver das Gespräch zwischen Arzt und Heil-Eurythmisten im Laufe der Behandlung geführt wird, umso besser kann die Therapie verlaufen. Es ist immer eine Freude, diese Gespräche zu führen. Die Wahrnehmungen des Arztes und des Heil-Eurythmisten richten sich zwar auf denselben Menschen, aber verschiedene «Schichten» der Persönlichkeit werden sichtbar. Etwas vereinfacht gesagt: Der Arzt untersucht und fragt, hat zunächst physisch einen «ruhenden» Patienten vor sich; der Heil-Eurythmist ist vor allem an dem sich bewegenden

Patienten interessiert und kann an den Bewegungen ablesen, was dieser braucht. So bedeutet es eine Anregung und Ergänzung, wenn Arzt und Heil-Eurythmist ihre Wahrnehmungen austauschen zum Wohle des Patienten. Wichtig ist es, dass der Arzt die Heil-Eurythmie verordnet und die Behandlung verfolgt. Zurzeit entstehen ja dauernd «neue Therapien», die unabhängig von einem Arzt wirken wollen; dazu gehört die Heil-Eurythmie nicht.

Zurück zu unserer Patientin.

In ihren Bewegungen hatte sie einige typische Besonderheiten. Der Gang war etwas zögernd, und wenn sie ihre Arme bewegte, waren die Hände nicht von der Bewegung erfasst, sie waren unbelebt. Auch konnte sie schwer die Arme durchstrecken, und im Rücken fehlte die Aufrichtekraft.

Nun gibt es in der Eurythmie eine Bewegung, die in ihrer Dynamik dem eben Geschilderten wie entgegengesetzt ist: Es ist die Bewegung des Lautes «I». Jede Streckung des Leibes oder der Gliedmaßen ist solch ein «I». Auch wenn wir den Laut sprechen, erleben wir etwas Zielgerichtetes. – Es schien eben diese Kraft bei der Patientin verkümmert zu sein. Also ging es darum, diese Kraft zu wecken und auszubilden. Andere Übungen – wie das Vor- und Rückwärtsgehen auf einer geraden Linie – waren nötig als Vorbereitung, aber eines Tages gelang die «I»-Übung richtig, wobei zuerst die Arme, dann die Beine, dann wiederum die Arme in vielen Wiederholungen die «I»-Bewegung ausführen. Wichtig ist, dass die Patientin lernte, jede Bewegung auch seelisch zu begleiten – was natürlich nicht von Anfang an erreicht wurde. Wie schwer es ist, die seelische Anwesenheit während der Bewegung zu halten, hast Du selbst beim

Üben oft erlebt. Aber durch regelmäßiges Üben erwerben wir diese Fähigkeit.

Allmählich konnte sich die Frau – nicht nur äußerlich – aufrichten und strecken. Es war auch bald zu beobachten, wie Lebensfreude in sie einzog. Sie konnte seitdem die Krisen, die ihr Leben für sie bereithielt, bis jetzt gut meistern, und die «I»-Übung begleitet sie periodenweise noch immer.

Aber lass mich gleich von einer anderen Patientin berichten. Als sie kam, war sie vierundzwanzig Jahre alt und noch im Studium. Von Kindheit an hatte sie Asthma, das aber jetzt nur selten und leicht auftrat. Das eigentliche Problem war ein Ekzem an den Händen und ein chronischer Schnupfen. – Ihre Bewegungen waren etwas «fahrig», aber die Übungen konnte sie gut ausführen. Sie war «anwesend» in der Bewegung. Besonders auffallend war der Blick: sehr direkt, manchmal unangenehm «spitz».

Auch bei ihr war das «I» die wichtigste Übung. Hier war die «I»-Kraft nicht verkümmert wie bei der ersten Patientin. Es war eher so, als ob die Streckkraft sich teilweise verselbständigt hatte und dabei verhärtet war. An anderen Stellen war ihr jedoch die Formkraft fast abhandengekommen. Sie war aber seelisch sehr stabil und kam mit den körperlichen Symptomen gut zurecht.

Zwei ganz verschiedene Patienten und dieselbe Übung? Ich höre schon Deine Frage. Versuche einen Gedankengang mit mir zu gehen, damit wir uns einer Antwort auf diese Frage annähern.

Die Laute gehören zu uns Menschen. Kein anderes Lebewesen hat sie zur Verfügung. Wir lernen die Sprache von den Menschen, die um uns sind. Und die Sprache hat eine prägende Kraft. Hast Du schon darüber nachgedacht, dass es die Sprache sein könnte, die uns so prägt, dass wir – ohne ihn sprechen zu hören – einen Norweger von einem Deutschen und diesen von einem Franzosen unterscheiden können, dass also die Sprache die leibliche Eigentümlichkeit der verschiedenen Völker und Nationalitäten mitprägt? Ja, ist es nicht so, dass wir die Sprache eines Menschen fast erraten können, wenn wir seine Gestalt und Bewegung beobachten?

In der Eurythmie lernen wir die formenden Kräfte der einzelnen Laute kennen, und durch das Üben steigert sich das Kennenlernen allmählich zum Erleben. Dann werden wir offen für eine neue Stufe: Wir lernen, wie die Laute mit dem Kosmos verbunden sind: die Konsonanten mit dem Tierkreis, die Vokale mit den Planeten. – Das alte Wissen, dass der Mensch aus den Formkräften des Kosmos gebildet wird, kann durch die Eurythmie zum Erlebnis werden. Je mehr wir das Erlebte in kritischer Besonnenheit prüfen, desto deutlicher wird das Verhältnis Kosmos–Laut–Mensch. Da können wir zum Beispiel erleben, dass das «I» die Kraft im Menschen ist, die uns richtig gehen lehrt. Diese Kraft kann wie im Keim zurückgestaut sein, sodass keine volle Streckung möglich wird; oder sie kann über sich hinausschießen, dabei aber verdorren oder versteifen. Beide Male ist es die formende Kraft des «I», die gestört ist. Indem nun heileurythmisch das «I» geübt wird, wird die gesunde, urbildliche Kraft dieses Lautes aufgerufen und gestärkt. Deshalb ist es möglich, dass zwei verschiedene Krankheitsbilder von demselben Laut zur Gesundheit geführt werden können.

In der Heil-Eurythmie versuchen wir, indem wir

immer wieder die urbildliche Lautbewegung üben, die gesunde Kraft zu stärken, damit sich das Einseitige nach und nach ausgleichen kann. Sie wendet sich beim einzelnen Patienten gezielt an die Kraft oder die Kräfte, die in ihrer Entfaltung gestört sind.

So ist die Eurythmie, indem sie die ganze Sprache sichtbar macht, dem gesunden Menschen entsprechend – die Heil-Eurythmie, indem sie immer wieder nur wenige Laute oder Lautzusammenstellungen herausgreift, dem kranken Menschen entsprechend. Mit einem bunten vielfältigen Blumenstrauß kann man den Menschen (den gesunden und den kranken) erfreuen; um zu heilen, müssen einzelne Pflanzen genommen und entsprechend zubereitet werden.

Sowohl Heil-Eurythmisten als auch Patienten ringen darum, treffend zu schildern, was in der Heil-Eurythmie erlebt wird. Für vieles fehlen uns noch die Begriffe. Vielen Patienten geht es wie Dir: Sie spüren unmittelbar, dass die Bewegungen menschengemäß sind und dass sie in sich so etwas wie einen Lebensquell haben, der umso reicher fließt, je regelmäßiger er angesprochen wird, übend in Bewegung gebracht wird. Aber nicht nur die Ausdrucksmöglichkeiten, sondern auch die Wahrnehmungen müssen differenziert werden.

Dass der Heil-Eurythmist und auch der Arzt sich schulen müssen, um die gestörten Lebenskräfte beim Patienten gewahr zu werden, ist selbstverständlich. Ist es nicht in jedem Beruf so? Fähigkeiten müssen ausgebildet werden, damit man handeln kann. Gleichzeitig bilden sich im Menschen Wahrnehmungsfähigkeiten, die auch berufsspezifisch sind.

Ein Wort noch zum Schluss. Bei unserem Wiedersehen habe ich mich gefreut, als Du erzähltest, dass Du noch weiter übst. Aber vergiss nicht die Pausen! Setze Dir eine Aufgabe, führe sie durch in einem von Dir selbst gesetzten Zeitraum, dann lass die Übung ruhen. Wenn Du dann nach der Pause die Übung wieder aufgreifst, dann erst wirst Du merken, was Du «gelernt» hast.

Sechster Brief

Über den Ätherleib möchtest Du mehr wissen. Ich versuche, eine Skizze zu entwerfen, die uns dem Thema näherbringen soll.

An einem warmen Vormittag setzen wir uns vor eine Birke hin. Das Sonnenlicht zittert zwischen den Blättern, weiß ist der Stamm, schwarz erscheinen die dünnen Äste. Der leichte Wind wird hörbar durch die Blätter. – Stunden vergehen, wir sitzen am selben Ort. Die Sonne trifft aus einer anderen Richtung auf den Baum. Die Farben haben sich geändert. Es ist windstill, und das Licht wirkt warm, wenn es auf Blätter und Stamm trifft, die Wärme schimmert. – Der Tag neigt sich. Wolken sind aufgezogen, sie ziehen an der Sonne vorbei, und wir werden so nicht ständig vom Licht geblendet. Die Birke zeigt sich uns abwechselnd als Umriss und als bewegte, farbige Fläche. – In der Nacht wird sie farblos. – Am nächsten Tag gehen wir wieder zu ihr hin, stellen uns in den Westen und sehen die Morgensonne durch den bewegten Baum. Aber wie anders sieht sie jetzt aus, unsere lichte, lieb gewordene Birke? Ist es derselbe Baum?

Diese Frage lebt weiter, wenn im Herbst die Blätter gelb werden und wenn, noch später im Jahr, die Birke als fein gestrichelter Schattenwurf auf dem Schnee sichtbar wird.

Es ist derselbe Baum, aber er erscheint immer anders, wenn wir unseren Ort ändern oder wenn die Umgebung anders wird. Und wenn wir zu Hause sitzen und uns an die Birke erinnern, leben alle diese Elemente und Stimmungen in unseren Erinnerungen mit. Kann man sie überhaupt vom Baum trennen? Nicht nur das, was wir anfassen können, macht die Birke aus, sagt eine tief in uns verwurzelte Empfindung.

Und dieses Bewegte, das, was immer anders ist und doch verbunden mit der festen Erscheinung, das kann uns ein Bild sein für das Ätherische. Ja, wenn wir unser Augenmerk auf dieses Bewegte richten, werden wir allmählich zur Wahrnehmung des Lebendigen geführt. In seinen Schriften und Vorträgen schildert Rudolf Steiner oft, wie die Ätherwelt sich ständig wandelt. Nie ist dort Stillstand. Es ist genauso unmöglich, von ihr ein Bild zu malen, wie es für den Maler unmöglich ist, den Blitz auf der Leinwand festzuhalten. Um dem Ätherischen näherzukommen, müssen wir also beweglich werden, müssen wir auf unsere innere Bequemlichkeit verzichten.

Uns Heil-Eurythmisten und mit uns den Ärzten gibt Rudolf Steiner eine wunderbare, aber auch schwere Aufgabe. Er sagt: «Jedes für sich abgeschlossene menschliche Organ ist eine Metamorphose von anderen für sich abgeschlossenen menschlichen Organen.» Diesen Gedanken entwickelt er anhand des Kehlkopfes und des Hinterhauptes des Menschen und führt aus, wie das eine Organsystem die Metamorphose des anderen ist. Um einen solchen neuen Gedanken aufzunehmen, muss ich in mir Platz schaffen. Vorurteile und Wissen müssen für eine Zeitlang weggeräumt werden, dann wird dieser Gedanke zur Aufgabe. Wenn wir uns mit dieser Aufgabe auf den Weg machen, werden uns nach und nach Zusammenhänge in der Anatomie des Menschen bewusst, und – für mich das

Wichtigste – wir bleiben innerlich in Bewegung. So weckt diese Aufgabe mehr und mehr die Fähigkeit in mir, wach zu werden für das, was in einer Bewegung lebt, und das ist ja die Grundlage für meine Arbeit. Genau beobachten, auch das Einzelne, aber nicht verharren, sondern mit dem Wahrgenommenen weitergehen – das ist es! So nähern wir uns dem Ätherleib des Menschen.

Wenn wir uns zuerst geübt haben, den Baum zu betrachten, entdecken wir, dass er «mehr» ist als Holz und Blätter. Wir bekommen nach und nach ein Gefühl für seine Lebenszusammenhänge und seinen «individuellen Lebensleib». Andere mögen es «Kraftfeld» nennen. Auf den Namen kommt es hier nicht an, sondern auf die Tatsache, den Baum als Ganzes zu erleben und dann auch zu spüren, wie dieses «Kraftfeld» in sich differenziert ist.

Auch der Ätherleib des Menschen ist in sich differenziert. Durch den oberen Teil wirken mehr formende Kräfte, von unten mehr nährende, regsame, in-Fluss-bringende Kräfte.

So können wir von einem Gesichtspunkt aus sagen, dass wir als Menschen in einem Kräfteverhältnis leben, das oben und unten von polaren Impulsen geprägt ist. Auch in der Sprache können wir diese Polarität in den beiden Lautgruppen der Vokale und Konsonanten erkennen. Die Selbstlaute offenbaren mehr das Innere, durch sie klingt die Seele. Die Konsonanten sind vielfältiger. Sie können im Zusammenwirken mit den Vokalen diesen mehr Feurigkeit verleihen oder sie bremsen und bändigen. Darüber haben wir auch gesprochen, und es ist oft so, dass derjenige, der anfängt, Heil-Eurythmie zu üben, auch die eigene Sprache neu entdeckt und Freude empfindet an charakteristischen

Worten oder selbst neue Wörter «erfindet», wie das kleine Kind beim Sprechenlernen.

Als heileurythmische Übung haben die Selbstlaute eine ausgesprochen formende Wirkung. Sie bringen den Menschen «zu sich», verbinden ihn mit seinem Selbst. Je nach innerer Haltung oder Konstitution des Patienten wird der entsprechende Vokal oder die Vokalfolge gesucht und heileurythmisch geübt.

Mehr und mehr komme ich dazu, in den Selbstlauten fünf konstitutionsbildende Kräfte zu sehen, fünf formende Kräfte, die dem Leib des Menschen eine bestimmte Prägung geben. Auch das Studium der menschlichen Temperamente kann durch den eurythmischen Umgang mit den Vokalen neue Impulse bekommen.

Für die Heil-Eurythmie gilt nun das Besondere, dass, wenn man die Konstitution erkannt hat, man damit gleichzeitig die heilende Bewegung gefunden hat. Auch hierfür ein Beispiel:

Vor langer Zeit kam eine siebenunddreißigjährige Frau zu mir. Sie hatte eine schwere Kindheit und Jugendzeit durchgemacht, die Schulzeit in der DDR durchlitten, war dann – noch nicht zwanzigjährig – nach dem Westen geflohen, wo sie Sekretärin wurde. Vor mir stand ein recht dünner Mensch, müde und überarbeitet. Aber durch die klaren Augen konnte ich einen gütigen Menschen sehen. Auch die Freundlichkeit kam von innen. – Für den Leib reichte die Kraft nicht aus. Durch die Erlebnisse in der Zeit des Heranwachsens erfuhren die Lebenskräfte immer Hemmungen. Sie konnten sich nicht kontinuierlich von einem Zentrum aus entfalten, sondern wurden immer wieder zurückgedrängt und mussten dann jedes Mal «neu Fuß fassen», um weiter zu wirken. Dies hatte zur Folge, dass der Leib schwach wurde. Gallebeschwerden traten auf, Schlafstörungen und Migräne. Sie fühlte sich kalt, und die Hände waren oft so verkrampft, dass sie den Bleistift nicht halten konnte. Ihre Bewegungen waren unbelebt und trocken. Es fehlte der Mittelpunkt, die Quelle.

Es war für den Arzt und für mich klar, dass sie diesen Mittelpunkt neu bilden müsse, in die Heil-Eurythmie übersetzt, das «E» üben müsse. Beim «E» berührt der eine Arm den anderen, sie bilden ein Kreuz. Im Erleben bringt man etwas auf den Punkt und behauptet sich. Durch das wiederholte Üben dieser Bewegung bildet sich nach und nach dieser Mittelpunkt für die Lebenskräfte wieder aus, und diese konnten den Leib neu beleben. Mit der Zeit ließen bei der Patientin die Verkrampfungen und das Kältegefühl nach. Es war ein langer Weg, den sie über mehrere Jahre gehen musste. Andere Übungen kamen zeitweise dazu, aber das «E» war die wichtigste Übung, die bis in die Konstitution hinein ordnend helfen konnte.

* * *

Mit den Konsonanten ist es komplizierter. Wie ich sagte, sind sie vielfältiger und offenbaren sich nicht so deutlich in der Konstitution, also der Form des Körpers, wie die Vokale. – Ich muss nochmals zu unserem Baum zurückkehren. Wenn wir jetzt das «innere Leben» der Birke ergreifen könnten, die ganzen chemischen Prozesse, wie die Säfte steigen und unterwegs sich wandeln, dann hätten wir ein ganz anderes Feld der Beobachtung vor uns. Diese Welt bleibt wohl meistens dem Fachmann vorbehalten. Wenn die Fachleute jetzt nicht bei den Stoffen stehen blieben und sich selbst fesselten mit Maß und Waage, sondern wagten, das, was sie sehen, zu erleben – und dann ihr Erleben beobachteten, dann könnten sie uns Laien eine neue Welt eröffnen! Zu meinen schönsten Erlebnissen gehören morgendliche Wanderungen, bei denen wir – von einem Kundigen geführt – Pflanzen beobachtet haben. Er konnte uns die Pflanzenwelt so erschließen, dass ich zwischen ihr und der mir vertrauten Welt der Konsonanten eine tiefe Verwandtschaft erlebte.

So fordert es einen Blick in die «Lebensfunktionen des Menschen», um das Gebiet zu erfassen, in dem die Konsonantenbewegungen wirksam sind. In den Vorträgen über Heil-Eurythmie schildert Rudolf Steiner die Wirkung der Konsonanten in direktem Zusammenhang mit den großen Stoffwechselorganen und -vorgängen. Hier wird es dann besonders deutlich, dass der Heil-Eurythmist nur mit einem Arzt zusammenarbeiten kann, der durch seine Ausbildung und Tätigkeit ein Verständnis und ein Wissen von diesen Vorgängen hat, die wir in der Ausbildung zum Heil-Eurythmisten nicht ersetzen können. Wenn aber der Heil-Eurythmist sich um ein Verständnis der Physiologie des Menschen bemüht und der Arzt versucht, nicht nur sein Wissen, sondern seine geschulten Erlebnisse von diesen Vorgängen uns im Gespräch zu vermitteln, dann können Arzt und Heil-Eurythmist einander gut verstehen und dem Patienten gemeinsam helfen.

Vorhin schrieb ich von der Metamorphose und davon, dass besondere Beziehungen bestehen zwischen zwei oder mehr Organen. Diese Tatsache hilft uns, die Wirkung der Konsonanten nicht ausschließlich auf die großen Organe des Stoffwechsels zu beziehen, sondern auch auf deren «Verwandte» in anderen Bereichen des menschlichen Organismus. Die Wirkung geht aber aus vom Stoffwechselorganismus.

Es erfordert viel Übung, bis man sich mit einer gewissen Sicherheit auskennt in der Bewegungsvielfalt, aber die Heil-Eurythmie will nicht einfach sein.

Lass mich noch einmal auf ein paar Grundprinzipien hinweisen:

1. Der gesprochene Laut und die eurythmische Gebärde entsprechen sich. Die eurythmische Gebärde macht eine ätherische, das heißt sinnlich nicht wahrnehmbare Bewegung sichtbar. In der Heil-Eurythmie, wo ein Laut oft wiederholt wird, wirke ich mit dieser Bewegung zurück auf den eigenen Ätherleib.

2. Im Ätherleib des Menschen zeigen sich zwei polare Kraftrichtungen: unten mehr zentrifugal, dynamisch, bewegt; oben mehr zentripetal wirkend, das von unten Kommende plastisch ausformend. Die Polarität von Vokal und Konsonant entspricht diesen polaren Kräften. Die Vokale sind mit den oberen, formenden Kräften verbunden, die Konsonanten in den unteren, dynamischen Kräften wirksam.

Ich schreibe hier aber nochmals: von *einem* Gesichtspunkt aus. Es gehört nicht nur zur Heil-Eurythmie, sondern zu dem ganzen Werk Rudolf Steiners, dass er seine Forschungen nie in starre Formen hineinzwängt, sondern sie immer in Bewegung hält. – Je mehr wir uns in diese Beweglichkeit hineinbegeben, ohne die Richtung zu verlieren, desto bewusster lernen wir unsere Lebenskräfte kennen.

Vor Jahren kam ein Handwerker zu mir in Behandlung, ein Maler, er war fünfundsechzig Jahre alt. Durch die viele Arbeit hatte er Abnutzungserscheinungen an den Schultergelenken und der Halswirbelsäule. Verspannungen und Schmerzen im ganzen Nacken und Schulterbereich waren die Folge. Er war leicht nach vorne gebeugt, konnte kaum die Arme über Schulterhöhe heben. Als er anfing zu üben, machte der Schulterbereich einen dunklen, unbelebten Eindruck, die ganzen Armbewegungen waren wie trocken und dünn. – Der Arzt hatte aufgrund seiner Untersuchungen zwei Konsonanten- und eine Vokalübung angegeben.

Die «L»-Bewegung kennst Du. Es ist gewissermaßen eine Art Urbewegung des sich immer erneuernden Lebens. Du weißt, wie die Hände und Arme in die Höhe geführt werden, um sich dort zu entfalten, und gleich einer Blüte sich öffnen, um die Umwelt wahrzunehmen, bevor sie wieder nach unten gleiten, um aus der Tiefe zu schöpfen. «Das sich frei entfaltende Leben» nannte Rudolf Steiner einmal diese Bewegung. Durch diese Bewegung werden nun bestimmte innere Prozesse angesprochen. Bei dem Patienten war es, als ob diese Prozesse zu schwerfällig geworden seien, die Bewegungen zu träge. – Aber auch die Ausscheidungsprozesse waren unrhythmisch geworden. Um die rhythmischen Vorgänge zu unterstützen, haben wir in der «R»-Bewegung einen großen Helfer. Es ist ein Laut, der die Wiederholung geradezu liebt und in dem Spiel zwischen Verdichten und Lösen sich entfaltet. Er ist dem Luftigen verwandt.

Und tatsächlich, schon nach der ersten Woche wurden mit diesen Übungen die Bewegungen des Patienten leichter und belebter. Als noch einige Zeit vergangen war, kam dann zu den beiden Konsonanten die formende Wirkung des Vokals hinzu. Diesmal war es die rundende Kraft des «O», bei dem die Arme sich zu einem Kreis schließen. Als dann die Konsonantenbewegungen mit den Armen gut gelangen, hat er dieselben Bewegungen nur mit den Schultern ausgeführt, um die Wirkung dort gezielter zu erreichen, das «O» dagegen immer wieder mit den Armen. Nach einer Übungsepoche von sieben Wochen konnte er die Arme wesentlich freier bewegen und war fast beschwerdefrei.

Jetzt ein paar Gedanken zum Üben. Wichtig ist, dass jeder Patient einen für ihn möglichen Übungsrhythmus findet, eine Tageszeit festlegt, die er jeden Tag einhalten kann. Auf die Frage nach der Länge der Übungszeit muss ich immer abwägen, was für den Einzelnen möglich ist. Zwanzig Minuten haben sich als ein Mittelmaß herausgestellt. Wie lange dann eine Übungsepoche dauern soll, ist auch individuell. Oft ergeben sich von den Jahreszeiten und -festen her Einschnitte. Wichtig ist, dass der Heil-Eurythmist von Woche zu Woche so gut wie möglich beobachtet, wie die Bewegungen sich ändern, und zu gegebener Zeit eine Pause verordnet.

Üben ist schwer, in unserer Zeit besonders schwer. Die Stimmung in unserer Zeit ist eine so hastige, dass es meistens einen «Kampf» bedeutet, um zur Ruhe zu kommen. Diesen Kampf durchzustehen, ist Aufgabe jedes einzelnen Menschen. Ich kann von dem Patienten nicht fordern, dass er übt, ich kann es nur anregen. Es muss ein Raum der Freiheit zwischen dem Patienten und dem Heil-Eurythmisten entstehen, nicht Abhängigkeit.

Wichtig ist, dass das Üben einen Anfang und ein Ende hat und dass man sich kleine «Aufgaben» setzt, zum Beispiel auf etwas Bestimmtes in einer Bewegung zu achten, sonst läuft man Gefahr, dass die Bewegungen teilnahmslos ablaufen und eine gewisse Mechanik entsteht, weil man nicht in der Bewegung anwesend ist. Hierbei dem Patienten raten zu können, gehört auch zur Aufgabe des Heil-Eurythmisten.

Dieselben Symptome, die ich vorhin bei dem Handwerker schilderte – Verspannungen im Nacken und Schulterbereich –, sind auch eine Erscheinung unserer Zeit. Bei ihm lag nun eine schmerzhafte Abnutzung der Gelenke vor, aber oft treten hier Beschwerden auf ohne Gelenkveränderungen. Du hast dich selbst auch darüber beklagt, und frage nur in Deinem Bekanntenkreis, wer diese Beschwerden nicht kennt.

Viele meiner Patienten haben Übungen ähnlich den vorhin geschilderten bekommen. Wenn man diese eine Zeitlang geübt hat und sie gut kennt, dann sind das Übungen, die der Patient selbst einsetzen kann, wenn die Beschwerden wieder auftreten.

Zum Schluss möchte ich von einem jungen Patienten berichten. Er war sechzehn Jahre, als er zu mir kam, mitten in der Pubertät. Er hatte es mit sich selbst so schwer, dass er Hilfe brauchte. Er war groß, auch kräftig und schwer, konnte aber diese Schwere nicht beherrschen, und seine Kraft konnte er nur für Unsinniges einsetzen. Der Arzt meinte, er würde andauernd von seinem Stoffwechsel «überwältigt».

In unserer Sprache gibt es einen Laut, den wir nur mit geschlossenen Lippen sprechen können, das «M». Bei allen anderen Lauten müssen wir den Mund öffnen, wenn wir sie sprechen. Die entsprechende Bewegung besitzt auch eine besondere Innigkeit. «Sich mit etwas verbinden», so beschreibt Rudolf Steiner einmal die Bewegung. In der Heil-Eurythmie wird diese Armbewegung mit einem leichten Schritt oder Sprung begleitet, sodass man den Eindruck von einem ganz leichten Menschen bekommt, der sich in der Luft hält. Das «M» gehört zu den Konsonanten, die in der Heil-Eurythmie lange geübt werden müssen, bis man sie beherrscht. In den Vorträgen über Heil-Eurythmie sagt Rudolf Steiner, dass diese Übung auf den ganzen Stoffwechselorganismus regulierend wirkt. Er weist an dieser Stelle hin auf die «OM»-Silbe, die in Kulturen des alten Orients zu der Zeit eine Rolle spielte, als man mehr von dem inneren Gehalt der Laute verstanden hat als heute. In diesen alten Kulturen ist es dann durchaus üblich gewesen, jüngere Leute solche Bewegungen ausführen zu lassen, «um sie körperlich als ganze Menschen und zu gleicher Zeit als sich zurückhaltende Menschen zu erziehen».

Und tatsächlich, der junge Patient hat Freude gehabt an dieser Übung und hat sich selbst mit Hilfe der Bewegung in die «Leichte gebracht», das heißt, er hat seine Schwerfälligkeit nach und nach überwinden können. Es war nicht nur für mich, sondern auch für ihn selbst ein eindrückliches Erlebnis.

Vom anderen Pol, von der Formseite, haben wir die Bewegung, die dem Vokal «A» entspricht, eingesetzt. Es ist eine sich öffnende Bewegung. Diese Bewegungstendenz war in ihm zu stark vorhanden, er war zu offen, stand immer mit gespreizten Beinen, und die Arme schlenkerten führungslos. Durch die «A»-Bewegung wurde die Offenheit geformt, er bekam einen anderen Blick und konnte mit seinen Bewegungen richtig «schön» auf die Welt zugehen. Ich möchte sagen, er fand durch diese Übungen zu sich selbst, er ergriff die Zügel und konnte die Kraft, die er so reichlich hatte, so einsetzen, wie er es eigentlich wollte.

Siebter Brief

Was ist Krankheit? – so fragst Du in Deinem Brief. Warum kommt der Ätherleib auf die Idee, sich zu strecken, warum kann der Leib zu fest werden und zu schwer? Die Frage ist alt, uralt, und hat im Laufe der Zeiten sowohl Ärzte wie Philosophen und Theologen beschäftigt. Ich versuche jetzt, als Heil-Eurythmist auf Deine Frage einzugehen, vielleicht werden wir durch sie der Heil-Eurythmie näherkommen.

«Wenn die gesunde Natur des Menschen als ein Ganzes wirkt, wenn er sich in der Welt als einem großen, schönen, würdigen und werten Ganzen fühlt, wenn das harmonische Behagen ihm ein reines, freies Entzücken gewährt», schreibt Goethe, «dann würde das Weltall, wenn es sich selbst empfinden könnte, als an sein Ziel gelangt aufjauchzen und den Gipfel des eigenen Werdens und Wesens bewundern.» – Wie geht es uns, wenn wir uns der Natur hingeben? Wenn ich, wie die letzten Tage hier auf Hiddensee, meine Sinne öffne und das kristallene Licht, das Rauschen der Ostsee und die unbeschreiblichen Sonnenuntergänge in mich aufnehme, dann kann ich erleben, wie die Natur auf etwas Bekanntes in mir trifft. Es ist meine Leiblichkeit, die ihre altbekannten Freunde begrüßt, sich wieder umgeben und aufgenommen fühlt in der uralten Weisheit der Mutter Natur.

Wie anders ist es, wenn ich die Sinne nach außen verschließe, wenn ich nach innen gehe und dort die Welt der moralischen Ideale wecken will. Ich schaue ihre Größe und Würde – und ich selbst bin ihnen gegenüber so unzulänglich. Die eigene Seele muss noch so unendlich viel lernen, um mit dieser Welt in Einklang zu kommen. Zum Teil ist unsere Seele doch recht kindlich, unreif – ja, sie hat auch Unarten und macht Fehler, immer wieder.

Die Welt oder die Sphäre, in der die moralischen Ideale erscheinen, erlebe ich aber tief verwandt mit der Weisheit, die mir die Natur vermittelt. Und das «Aufjauchzen des Weltalls» beim Anblick der «gesunden Natur des Menschen» kann im eigenen Innern geahnt werden. Ich selbst bin Leib und Seele, gleichzeitig alt und jung.

Wenn die Seele bequem wird, sich nicht hinwenden mag zu den Idealen, dann kommt sie in ein ungutes Verhältnis zum Leibe und kann ihn mit der Zeit kränken. Dies ist eine Möglichkeit der Krankheitsentstehung. – So vielfältig die Möglichkeiten der seelischen «Fehler» sind, so vielfältig sind auch die Krankheiten. – Zu alt ist der Gedanke, zu moralisch? Versuchen wir eine Zeitlang, ihn zu bewegen und am Leben zu prüfen, auch wenn eine andere Denkrichtung vorherrscht, die die Ursachen der Krankheiten draußen sucht.

Zwischen Leib und Seele vermittelt der Ätherleib. Er besitzt in seiner Beweglichkeit große Weisheit, und er versucht, der Seele auf ihrem Weg zum Leibe etwas von seiner Weisheit mitzuteilen. Wenn die Seele aber darauf nicht eingeht, sondern hartnäckig ihre Eigenheiten «durchsetzen» will, dann stört sie die weisheitsvollen Bewegungen des Ätherleibes und kränkt dadurch den physischen Leib.

Die Prozesse, auf die ich hier nur hingedeutet habe, stellen das Beobachtungsfeld des Heil-Eurythmisten und selbstverständlich auch das des Arztes dar. Geht es uns doch darum, die Tendenzen, die zur Krankheit führen, möglichst rechtzeitig zu erkennen. – Daher war es auch kein Zufall, dass die erste Frage nach einer Heil-Eurythmie von Elisabeth Baumann ausging, die in der Waldorfschule den Eurythmie-Unterricht gab. Gerade dort können Krankheits-Tendenzen sozusagen mit den Händen gegriffen werden. Der Wille zum Helfen hat dann die Frage ausgelöst.

Der Ätherleib ist älter als die Seele und weisheitsvoller, er «spiegelt» sozusagen die Krankheits-Tendenzen der Seele. Dieses verborgene Geschehen wird in der Heil-Eurythmie allmählich in das wache Bewusstsein gehoben. Es ist durchaus so, dass die Selbsterkenntnis durch die Heil-Eurythmie angeregt wird. Und die Aufforderung «Erkenne dich selbst!», sie hat uns Menschen gewiss so lange begleitet wie die Frage «Was ist Krankheit?». – Je mehr wir vermögen, der Aufforderung zu folgen – «Erkenne dich selbst!» –, desto reifer wird unsere Seele werden, umso ungestörter unser Leib.

Erinnerst Du Dich an den pubertierenden Jungen, den ich im letzten Brief schilderte? Bei ihm wollte sich die Seele nicht anstrengen, sie stockte in ihrer Entwicklung, verwilderte. Mit Vehemenz prägte sie sich in den Ätherleib ein, was dann in den Bewegungen und in der Leiblichkeit sichtbar wurde: das breitbeinige, schwere Stehen, die hängenden Arme, der runde Rücken. – In der Heil-Eurythmie versuchen wir nicht, wie ich schon sagte, ein «Gegenbild», eine Polarität zum krankhaften Zustand zu erzeugen – also habe ich ihn nicht zum Strammstehen angehalten –, sondern wir versuchen, wie in diesem Fall, die übertriebene Gebärde auf das richtige Maß zurückzuführen. Der Patient musste nun üben, seine Breitbeinigkeit und seine «grenzensprengende Offenheit» zu gestalten, also das «A» üben, was dann ein aufrechtes Stehen, eine gute Haltung zur Folge hatte. – Solche Prozesse mitzuerleben ist begeisternd!

Und die Heil-Eurythmie begeistert immer wieder! Nur dürfen wir die Heil-Eurythmie in der Begeisterung nicht überschätzen. Aber gerade durch das Gespräch, die Zusammenarbeit von Arzt und Heil-Eurythmist, ist dieser neuen Therapie von Anfang an ein soziales Element mitgegeben worden. Und gerade in dem Zusammenwirken mit der medikamentösen Therapie des Arztes spricht Rudolf Steiner von einer großen Zukunft der Heil-Eurythmie.

Wenn wir versuchen, uns diese große Zukunft vorzustellen, kann es nützlich sein, das Sinnen auch rückwärts zu richten. Mit der Heil-Eurythmie ist etwas Neues gegeben, aber sie stellt sich in eine Bewegung hinein, in einen Strom, der die Menschheit seit Urzeiten begleitet hat: die Heilkunst. Seitdem die uralten Schriften gelesen werden konnten, haben die Wissenschaftler gestaunt über die hohe Entwicklungsstufe der Heilkunst in den alten Kulturen des Orients. Geradezu überragend waren die Vorschriften für die Hygiene im alten Ägypten, und dem Arzt stand eine Fülle von Heilmitteln zur Verfügung, aus pflanzlichen, tierischen und mineralischen Substanzen zubereitet. Auch große chirurgische Eingriffe wurden ausgeführt. In denselben Schriften, in denen diese auch für unsere Zeit nachvollziehbaren Therapien und Hygienevorschriften beschrieben werden, werden auch Sprüche, Texte oder Worte angegeben, die der Kranke bei verschiedensten Krankheiten wiederholt aufsagen sollte. Diese rituellen Worte werden von uns heutigen Menschen kaum verstanden. Wir schieben sie schnell zur Seite und nennen es dann Geisterbeschwörung oder Aberglaube. – Aber im Altertum, und nicht nur in Ägypten, hatte das rituelle Wort eine wesentliche Aufgabe in der Heilkunst. Und – so ist aus den Schriften zu ersehen – auch im Zusammenhang mit der medikamentösen Therapie wurde das rituelle Wort eingesetzt.

Wenn wir heute diese Sprüche nicht verstehen können, wenn sie uns sonderbar vorkommen, dann muss das ja nicht bedeuten, dass sie nicht Realitäten beschreiben, Realitäten, zu denen wir keinen Zugang mehr haben. Für die Menschen damals war die geistige Welt mit Wesen erfüllt, deren Taten hereinwirkten bis in die physische und soziale Gestaltung. Dass diese wesenerfüllte Welt uns immer mehr abhandengekommen ist, dass sie droht, uns völlig unverständlich zu werden, ist ein Signum unserer Zeit.

Aber Ansätze gibt es, wo es sichtbar wird, dass einzelne Menschen eine Sinneswandlung vollziehen, dass sie eine höhere Welt suchen. Auf diesen Weg begeben wir uns, wenn auch mit ersten, zaghaften Schritten, auch als heileurythmisch Übende.

Der Patient des Altertums empfand das rituelle Wort als Heilmittel. Der heileurythmisch Übende verbindet sich im eigenen Tun mit der *Kraft* des Wortes.

Ich will betonen: Es kann nicht darum gehen, uralte Sprüche und Behandlungsmethoden in unserer Zeit wiederzubeleben. Die Frage ist vielmehr, wie wir einen Zusammenhang finden können zwischen der Heilkunst damals und jetzt. Heute kann das Wort durch die Heil-Eurythmie wirken. Dieses macht den Ätherleib auch geneigter, die heilsame Wirkung des Arzneimittels aufzunehmen. So bildet sie eine Brücke zwischen Naturweisheit und moralischen Idealen, zwischen Natursubstanz und dem Wort.

«Das Wort wallt durch die Welt, und die Weltenbildung hält das Wort fest», so lautet ein Übungssatz, den Rudolf Steiner den Eurythmisten ans Herz gelegt hat.

Jetzt gilt es, dass jeder – der Arzt, der Heil-Eurythmist und der Patient – seine Aufgabe erkennt und ergreift. Wenn wir gemeinsam schöpferisch werden, dann weckt jeder im anderen den Künstler. Aber: «Jede Kunst hat ihre individuelle Sphäre», sagt Novalis, «wer diese nicht genau kennt und Sinn für dieselbe hat, wird nie Künstler.» Es sind Worte, die zur Selbstbesinnung aufrufen. Bemühen wir uns, sie zu befolgen, wo jeder die eigene Aufgabe ergreift – Arzt, Heil-Eurythmist und Patient –, dann entsteht ein seelischer Freiraum, der Heilung erst ermöglicht.

Ein Element, das von Anfang an zur Heil-Eurythmie gehört hat, ist die Stille. Im Stillen, ich möchte fast sagen, im Verborgenen ist sie zur Welt gekommen, und auch wenn sie sich durch neunzig Jahre entfaltet hat, sich über die ganze Welt verbreitet hat, sie hat es im Stillen getan. Dankbar können wir heute feststellen, dass in dieser wirksamen, erfüllten Stille Tausenden von Patienten geholfen werden konnte.

Aus einer ähnlichen Stille muss auch der Gedanke des alten fränkischen Theologen Hrabanus Maurus aufgeleuchtet sein – Hanns Cibulka setzt ihn an den Anfang seiner Hiddenseer Tagebücher «Sanddornzeit» – «Das Wort ist, nach seiner Natur, die freieste unter den geistigen Kreaturen, aber auch die gefährdetste und gefährlichste. Darum bedarf es der Wächter des Wortes. Welches sind aber diese? Ich habe sie mein Leben lang gesucht.» – Gefährdet und gefährlich – auch der Mensch. Wir werden nicht nur krank, sondern in steigendem Maße machen wir auch krank, uns selber und die Welt. Wenn wir uns aber auf die Suche nach dem heilenden Wortquell machen, werden wir uns dem Ursprung aller Heilkräfte nähern können. Ein Helfer auf diesem Weg will uns die Heil-Eurythmie sein.

Nach vierzehn Jahren: Aphoristische Ausblicke

Noch immer im Stillen entfaltet und entwickelt sich die Heil-Eurythmie. In den Kräften, die in der Kindheit in uns wirksam sind, in den Wachstumskräften, wurzelt sie, von dort her bekommt sie Stärke, damit sie bestehen kann in einer Umgebung, wo der erwachsene Verstand bemüht ist, alles zu erklären, und sie in die sogenannten geordneten Bahnen einordnen will.

Dass das Wort da ist, auch wenn wir nicht sprechen, dies muss immer neu gedacht und erlebt werden. Die Musik, auch sie ist da, wartet, dann erklingt sie, wenn wir musizieren, instrumental oder gesanglich. Das Hörbar-Werden des Wortes oder der Musik ist uns vertraut; dass die Bewegungen unseres Leibes die Musik und das Wort sichtbar machen, das lehrt uns die Eurythmie.

Die Bewegungen unseres Leibes, die der Musik entsprechen, so zu üben, dass ihre Wirksamkeit im Menschen empfindend erkannt werden kann – das ist die Aufgabe, die sich eine musikalische Heil-Eurythmie stellen muss. Seit der Begründung der Heil-Eurythmie ist diese Aufgabe wahrgenommen, aber an wenigen Orten nur ergriffen und geübt worden.

In der Kunst-Eurythmie ist uns das Zusammenwirken des Hörbaren und Sichtbaren vertraut. Musiker und

Eurythmist sind beide der Musik zugewandt, und indem jeder seine Aufgabe erfüllt, erlebt der Kunstgenießende in der Begegnung der beiden die Musik.

Die Eurythmie, ob künstlerisch-ästhetisch, pädagogisch oder therapeutisch, sie macht nicht das Gesprochene oder Musizierte sichtbar, sondern das Wort oder die Musik.

Der Mensch, der zuhause seine Heil-Eurythmie-Übungen durchführt, hat es nicht nötig, dass jemand für ihn spricht oder musiziert. Er ist bemüht, die Bewegungen, die er ausführt, zu empfinden.

«Nun wäre es mir ganz besonders lieb gewesen», sagt Rudolf Steiner, «wenn sich die Dinge so entwickelt hätten, dass eben das, was man so die Buchstaben nennt (d.h.: die eurythmischen Bewegungen), gegeben worden wäre, und dann innerlich der Drang da gewesen wäre, an den Buchstaben selber diese Empfindungen zu entwickeln.»

Die Gewohnheit, die Musik zuerst hörbar zu machen, um sie durch die Eurythmie sichtbar werden zu lassen, muss überwunden werden, um die musikalische Heil-Eurythmie zu erfahren und zu fördern.

Rudolf Steiner: «Und so können Sie, indem Sie praktische Eurythmie aus sich herausholen, ja wirklich tief hineinschauen in die menschliche Organisation, können, ich möchte sagen, das Eurythmie-Lernen bis zum Esoterischen treiben, indem Sie sich üben in dem Verlegen der inneren Ansätze des Fühlens vom Schlüsselbein, Oberarmansatz oder Speiche, Elle und so weiter; entsprechend wiederum in den Beinen und Füßen.»

So getan und geübt entsteht eine Gewissheit, die mein Handeln klarer leitet, als es mein Verstand vermag.

Zu mir kam ein Mann, 64 Jahre alt. Muskuläre Verspannungen der linken Schulter waren ihm seit Jahren plagende Begleiter. Warum verspannt sich die linke Schulter – haben wir uns gefragt, ohne nach seelischen Ursachen zu suchen. Die an der Musik des Leibes geschulte Empfindung vermag nicht nur die eigene, sondern auch die Gestimmtheit eines anderen Organismus wahrzunehmen. In diesem Falle zeigte sich, dass die Bauchspeicheldrüse ihre Aufgaben nicht zur Zufriedenheit des Ganzen erfüllte, auch die Beckenboden- und die Bauchmuskulatur waren schlaff. Durch eine Bewegung, die der Quart entspricht, in Dur und Moll geübt, hat die Bauchspeicheldrüse ihre Aufgabe besser ergriffen, die Muskulatur des Beckenbodens konnte konsonantisch mit SM tonisiert werden. Mit der Zeit konnte die Schultermuskulatur loslassen, der Organismus war wieder gestimmt.

Wie ein Ruf aus der Zukunft: lerne den menschlichen Leib als sprachlich-musikalische Organisation erkennen und empfinden.

Die Eingliederung der Heil-Eurythmie und der Heil-Eurythmisten in soziale Zusammenhänge, diese Aufgabe stellt sich immer deutlicher, vor allem in den Ländern, wo viele Heil-Eurythmisten tätig sind und wo Abgaben an

– und Leistungen von – Krankenkassen politisch geregelt werden.

Der Wunsch nach Anerkennung. Inwieweit ist es berechtigt zu erhoffen, dass ein politisches Gremium, das die Heil-Eurythmie nicht kennt oder – auch – nicht kennenlernen will, die Heil-Eurythmie anerkennt?

Sich neigen, damit der Andere mir geneigt wird. Soziale Kunst?

Edvard Munch (1863–1944) der norwegische Maler. Bei seiner ersten Ausstellung in Berlin 1892 war das Publikum entsetzt, an seine Bilder haben sie gespuckt. Munch, und mit ihm durch Jahrhunderte viele Künstler, sie haben sich nicht geneigt. Trotz Armut, trotz des Angespucktwerdens, er musste malen, musste seinen Weg gehen, aufrecht, obwohl von wenigen nur erkannt.

Was Einzelne geleistet haben und leisten, inwieweit lassen sich in ihren Lebensläufen soziale Impulse vernehmen?

Bis zu einem gewissen Punkt kann Bestehendes erneuert werden. Dann kommt der Tag, wo auf dem Bestehenden Neues errichtet werden muss. Mich so zu stimmen, dass ich diesen Tag nicht unbemerkt vorbeigehen lasse, ob im eigenen Lebenslauf, im nahen Lebensumkreis oder in weiten sozialen Zusammenhängen, es ist mir als Aufgabe gestellt. Darin verborgen die Frage des Gesund- oder Krankwerdens.

Frag-würdig-werden – die Eurythmie, künstlerisch-ästhetisch, pädagogisch und therapeutisch, sie wird uns helfen, diese Würde zu erlangen, damit wir uns dem Künftigen nicht verschließen.

Hamburg, zur Weihnacht 2009

Weiterführende Literatur

Hans Broder von Laue, Elke E. von Laue:
Zur Physiologie der Heileurythmie.
Lautgesetze und Therapierungen.
Erste systematische Übersicht über die vielen Hinweise und Indikationsvorschläge, die von Rudolf Steiner im Heileurythmie-Kurs (GA 315) vor allem an Veränderungen des Magen-Darm-Traktes dargestellt wurden. Auf dieser Grundlage kann von jedem Eurythmie-Therapeuten ein menschenkundlich abgestützter Therapieplan entworfen werden.
2007, 184 Seiten, Abb. inkl. Farbtafel, Kt.,
Fr. 32 | € 19; ISBN 978-3-7235-1289-0

Elisabeth Baumann
Aus der Praxis der Heileurythmie.
3. Auflage 1983, 59 Seiten, Kt., Fr. 19.50 | € 11
ISBN 978-3-7235-0008-8

Julia Bort
Heil-Eurythmie mit Seelenpflege-bedürftigen Kindern.
Natura Verlag, 3. Auflage 1995, 200 Seiten, Kt., Fr. 32 | € 18
ISBN 978-3-7235-0911-1

Margarethe Kirchner-Bockholt
Grundelemente der Heileurythmie.
5. Auflage in Vorbereitung, erscheint im Winter 2010
ISBN 978-3-7235-1372-9

Lea van der Pals, Annemarie Bäschlin
Ton-Heileurythmie.
Dieses Buch enthält Übungen mit Notenbeispielen, welche Lea van der Pals zusammen mit Dr. med. Margarete Kirchner-Bockholt entwickelt und ausgearbeitet hat.
1991, 112 Seiten, Ln., Fr. 39 | € 23
ISBN 978-3-7235-0557-1

Norman F. Vogel, Hg.
Heileurythmie für Kinder im ersten und zweiten Jahrsiebt.
Vorwort von Michaela Glöckler. Mit Übungen aus dem Lebenswerk von Anne-Maidlin Vogel.
2007, 222 Seiten, Großformat, zahlreiche Abb., Gb.,
Fr. 39 | € 24
ISBN 978-3-7235-1297-5